# Como alimentar seu filho de forma saudável

**Dados Internacionais de Catalogação na Publicação (CIP)**
**(Câmara Brasileira do Livro, SP, Brasil)**

Silveira, Maria das Graças Garcez
Como alimentar seu filho de forma saudável / Maria das Graças Garcez Silveira. -- Petrópolis, RJ : Vozes, 2014.

Bibliografia.
ISBN 978-85-326-4892-1

1. Aleitamento materno 2. Amamentação 3. Bebês - Nutrição 4. Crianças - Nutrição 5. Hábitos alimentares 6. Saúde - Promoção I. Título.

14-09595 CDD-613.0432

Índices para catálogo sistemático:
1. Bebês e crianças : Alimentação : Nutrição : Promoção da saúde 613.0432

Maria das Graças Garcez Silveira

# Como alimentar seu filho de forma saudável

EDITORA VOZES

Petrópolis

Rua Frei Luís, 100
25689-900 Petrópolis, RJ
Internet: http://www.vozes.com.br
Brasil



**Diretor editorial**
Frei Antônio Moser

**Editores**
Aline dos Santos Carneiro
José Maria da Silva
Lídio Peretti
Marilac Loraine Oleniki

**Secretário executivo**
João Batista Kreuch

*Diagramação*: Sheilandre Desenv. Gráfico
*Capa*: Aquarella Comunicação e Marketing
*Ilustração de capa*: © Oksana Kuzmina | Shutterstock
*Ilustrações de miolo:* Isabela Santos Ferreira do Vale

ISBN 978-85-326-4892-1

Esta obra foi inicialmente publicada em 2011 pela Editora Nelpa.

Editado conforme o novo acordo ortográfico.

Este livro foi composto e impresso pela Editora Vozes Ltda.

*“Não deixes jamais que alguém que*
*se aproxima de ti vá embora sem se*
*sentir melhor ou mais feliz.”*
Madre Teresa de Calcutá

# *Agradecimentos*

*A Deus por estar sempre me acompanhando*

*Ao meu esposo*

*Aos meus filhos*
*Aos meus irmãos e sobrinhos*
*Aos meus saudosos pais*
*Porque a família é tudo*

*Agradeço ao José Silveira e à nutricionista*
*Danielly Sales a grande colaboração*

# Prefácio

Foi com grata satisfação que recebi o convite para escrever o prefácio deste livro. Seu conteúdo é fruto do conhecimento e da ampla experiência da autora, pediatra há mais de 25 anos. Ela tem sido promotora da saúde e da prevenção de doenças de seus pequenos pacientes por meio de uma alimentação saudável.

De leitura fácil e agradável, o livro foi idealizado a partir do dia a dia em seu consultório, da conversa direta com inúmeros pais, sempre às voltas com dúvidas frequentes. Suas recomendações, com base em conhecimentos científicos atuais, são apresentadas de forma bastante clara e prática, como no passo a passo do preparo de refeições, sem se perder de vista o estilo de vida atual.

As dicas que aparecem no livro facilitam a vida das mamães, especialmente a das que se portam como marinheiros de primeira viagem. Meu bebê está mamando o suficiente? Meu leite sustenta o bebê? Essas são dúvidas frequentes entre as que amamentam pela primeira vez.

E na hora de voltar ao trabalho, como proceder? Como saber a hora certa para a introdução de outros alimentos? Como escolher e preparar os alimentos que atendem às necessidades nutricionais, em cada fase do desenvolvimento infantil? São orientações seguras e atualizadas sobre a nutrição infantil.

No livro, as respostas a essas e a muitas outras dúvidas são claras e objetivas. Promoção de hábitos alimentares saudáveis e como lidar com a falta de apetite recebeu um capítulo especial. Nesse capítulo o leitor encontra conselhos que valem ouro.

Enfim, o livro é extremamente abrangente, constituindo uma ajuda substancial para o público brasileiro, especialmente para os pais. Vale a pena conferir.

*Eliane Garcez da Fonseca*
Doutora em Saúde da Criança e da Mulher – IFF/Fiocruz
Professora de Pediatria da Faculdade de Medicina Souza Marques
Presidente do Comitê de Pediatria Ambulatorial da Sociedade de Pediatria do Estado do Rio de Janeiro

# Sumário

# Introdução

A alimentação equilibrada e saudável influencia a saúde e o bem-estar do ser humano em todas as etapas da vida. Ela se impõe como necessidade básica desde a concepção. Os nutrientes assimilados pelo feto são fundamentais para sua formação durante a fase intrauterina. E, uma vez encerrada a gestação, a alimentação correta torna-se essencial para o desenvolvimento do bebê.

Os primeiros anos da vida infantil caracterizam-se por um rápido crescimento e por significativas mudanças e conquistas no desenvolvimento. O bebê ganha peso, sua estatura evolui rapidamente e o consumo de energia, aumentando na mesma proporção, impõe crescente demanda nutricional. Ele precisa, por isso, de alimentos que atendam a suas necessidades.

É nessa fase, extremamente vulnerável, em razão da imaturidade do organismo, que a criança construirá o alicerce para uma vida saudável. Só uma alimentação equilibrada poderá assegurar-lhe um crescimento sustentável.

A escolha inadequada de alimentos, porém, poderá expor sua saúde e desenvolvimento a riscos comprometedores. As consequências são, hoje, por demais conhecidas: em curto prazo, deficiências nutricionais como raquitismo, desnutrição, avitaminose entre outras e, em longo prazo, doenças crônicas não transmissíveis, principalmente a obesidade, que acometem parcelas significativas da população brasileira.

Este livro enfoca as vantagens da amamentação, esclarece dúvidas, desfaz preconceitos, previne contra o desmame precoce, oferece orientação segura para uma amamentação bem-sucedida. Demonstra que o contato físico na amamentação, associado ao carinho materno, constitui a melhor maneira para a criação de laços afetivos essenciais ao equilíbrio emocional da criança ao longo da vida.

Pais e responsáveis pela alimentação infantil encontrarão, neste livro, informações claras e consistentes sobre a escolha e o preparo de alimentos complementares, que atendem às necessidades nutricionais, em cada fase do desenvolvimento infantil, e asseguram um crescimento adequado e pleno desenvolvimento.

O livro deixa ao alcance dos pais e responsáveis pela alimentação infantil informações úteis e práticas sobre o preparo de alimentação nutritiva e bem balanceada, que inclui, com equilíbrio, produtos da pirâmide alimentar.

Nessa fase, uma das prioridades é a formação de hábitos alimentares. Sabemos que o hábito alimentar se instala na infância, e as preferências alimentares saudáveis das crianças farão delas adultos, que terão, certamente, melhor qualidade de vida.

As práticas alimentares, em fases precoces da vida, constituem marco importante na formação dos hábitos alimentares que acompanharão a criança ao longo da vida.

As orientações contidas neste livro não substituem a consulta médica.

Capítulo 1

# LEITE MATERNO

## 1.1 Introdução

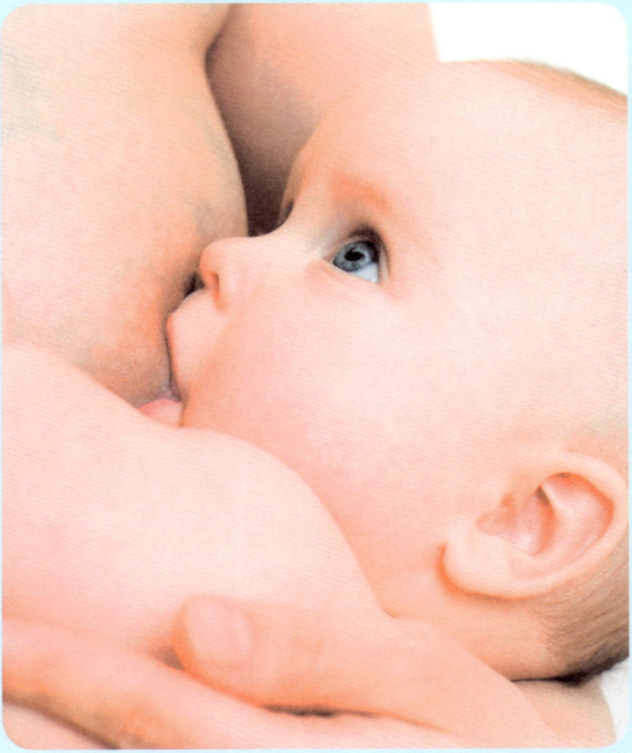

www.shutterstock.com

*Segundo recomendação do Ministério da Saúde (MS), Organização Mundial da Saúde (OMS) e da Sociedade Brasileira de Pediatria (SBP), o bebê deve receber somente leite materno, sem que lhe sejam oferecidos chá, água ou qualquer outro alimento, do nascimento até o sexto mês de vida, e complementado até dois anos ou mais.*

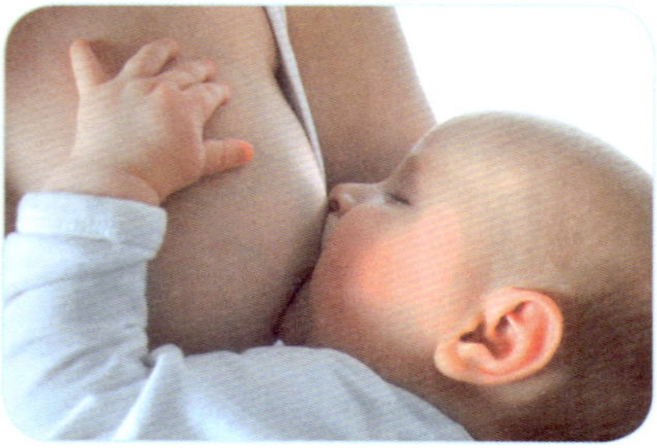
www.shutterstock.com

O leite materno é, sem dú-vida, o alimento mais completo e adequado para a nutrição, o crescimento e a proteção do bebê contra doenças. É considerado o alimento mais perfeito e completo da natureza. Além disso, o aleitamento estreita o vínculo afetivo entre mãe e filho e faz com que o bebê se sinta mais amado e seguro. Amamentar é, acima de tudo, um ato de amor. Um gesto que exige da mãe dedicação, paciência, perseverança e tranquilidade.

A amamentação não oferece apenas saciedade à fome e à sede, mas também afeto, proteção e carinho. Esse clima de entrega facilita o fluxo do leite e torna confortável o relacionamento entre mãe e filho.

## 1.2 Principais vantagens do aleitamento materno

### Vantagens da amamentação para o bebê

✓ **Fortalecimento do sistema imunológico**

O sistema imunológico do recém-nascido é imaturo, e o leite materno exerce efeito protetor contra várias doenças, por reunir fatores de defesa **contra vírus, bactérias e fungos**. Essa é uma das principais vantagens da amamentação. Nenhum alimento fortalece o sistema imunológico como o leite materno. O bebê amamentado corre menor risco de adoecer e de contrair alguma doença, e sua recuperação é sempre mais rápida.

✓ **Proteção contra diarreia**

Com leite materno exclusivo, o bebê corre menos risco de infecções intestinais, pois ele fica isento da contaminação decorrente do uso de água, de alimentos e da preparação de refeições.

✓ **Proteção contra infecções respiratórias**

A amamentação diminui a gravidade dos episódios de infecção respiratória e a chance de internação por pneumonia e bronquiolite nos primeiros meses, principalmente se a amamentação for exclusiva.

✓ **Proteção contra infecções de ouvido (otites)**

✓ **Proteção contra alergia alimentar**

O leite humano diminui o risco de doenças alérgicas alimentares, principalmente o risco de alergia à proteína do leite de vaca.

✓ **Proteção contra a anemia**

O ferro contido no leite materno é muito bem-absorvido, sendo suficiente para prevenir contra anemia por deficiência de ferro, até o sexto mês de vida.

✓ **Redução de sobrecarga renal**

O leite materno nos primeiros meses associa-se à redução de sobrecarga renal, pois os rins ainda são imaturos para eliminar altas concentrações de solutos provenientes dos alimentos.

✓ **Diminuição do risco de desnutrição**

A amamentação diminui o risco de desnutrição decorrente da introdução precoce de alimentos sem a preparação e composição nutricional adequada.

✓ **Diminuição do risco de contaminação**

Reduz o risco de contaminação, pois vai direto à boca do bebê, já que não necessita de manipulação e preparo.

✓ **Contribuição para o desenvolvimento da criança do ponto de vista cognitivo e psicomotor**

✓ **Fortalecimento muscular da face e da boca**

Os movimentos realizados pelo bebê, para sugar o leite materno, fortalecem a musculatura facial e bucal e evitam problemas na fala e na dentição. Isso não acontece com a mamadeira que não estimula a musculatura, uma vez que permite o fluxo do leite com uma leve sucção.

✓ **Garantia de hidratação**

O bebê que se alimenta só com leite materno não precisa ingerir água, mesmo em locais de clima quente, pois em sua composição há água suficiente para suprir suas necessidades.

✓ **Praticidade**

É prático, está sempre pronto, na temperatura ideal, não precisa ser coado, dissolvido ou misturado.

### ✓ Diversidade de sabores

Os diversos sabores apresentados pelo leite materno fazem com que o bebê tenha uma aceitação melhor dos diversos grupos de alimentos na vida futura.

### ✓ Proteção, em longo prazo, contra doenças crônicas como:

#### Obesidade

Para cada mês de aleitamento há redução de 4% no risco de desenvolvimento de obesidade na vida adulta (HARDER et al., 2005). Na revisão da Organização Mundial da Saúde (OMS) sobre evidências do efeito do aleitamento materno, em longo prazo, os indivíduos amamentados tiveram uma chance 22% menor de vir a apresentar sobrepeso/obesidade (DEWEY, 2003).

É possível também que haja uma relação dose/resposta com a duração do aleitamento materno, ou seja, quanto maior o tempo em que o indivíduo foi amamentado menor será a chance de ele vir a apresentar sobrepeso/obesidade.

#### Diabetes melito tipo 2

O aleitamento materno na infância reduz em 39% o risco de desenvolvimento do Diabetes melito tipo 2 na vida adulta (OWEN et al., 2006).

#### Pressão arterial

Observou-se discreta redução nos níveis de pressão arterial na vida adulta em indivíduos que receberam aleitamento materno. As explicações mais comuns esclarecem que o leite humano apresenta: menor teor de sódio, quando comparado a fórmulas infantis; efeitos benéficos decorrentes da ação de ácidos graxos poli-insaturados de cadeia longa; a presença em sua composição de hormônios e substância trófica que podem atuar sobre a pressão sanguínea (NOVAES et al., 2009; FOMON, 2001; FORSYTH et al., 2003; MARTIN et al., 2004, 2005).

**Asma**

O risco de desenvolver asma na infância diminui em 30% em crianças que recebem leite materno exclusivo nos primeiros meses de vida (GDALEVICH et al., 2001).

**Dermatite atópica**

O aleitamento materno exclusivo reduz o risco de desenvolvimento de dermatite atópica em crianças predispostas a atopias (GDALEVICH et al., 2001).

**Doença celíaca**

O aleitamento materno prolongado e a exposição ao glúten durante o aleitamento materno reduzem em 52% o risco de desenvolvimento de doença celíaca (AKABENG et al., 2006).

## Vantagens da amamentação para a mãe

- ✓ A amamentação, logo após o nascimento, faz o útero voltar mais rapidamente a seu tamanho anterior, reduz o risco de sangramento pós-parto e previne contra a ocorrência de anemia.
- ✓ Favorece o retorno ao peso normal.
- ✓ É muito importante para a saúde materna, por diminuir o risco de câncer de ovário e do endométrio e prevenir contra a osteoporose na pós-menopausa.

- ✓ Estudos demonstram que mulheres que amamentam com mais frequência e por mais tempo correm menor risco de câncer de mama (GIUGLIANI, 2007).
- ✓ Aumenta a autoestima e o sentimento de realização pessoal, por contribuir de forma única e intransferível para a saúde e o desenvolvimento do próprio filho.
- ✓ Intensifica a relação afetiva com o filho.
- ✓ Ajuda a prevenir a depressão pós-parto.
- ✓ É econômico: evita gastos com outros tipos de leite, mamadeiras, materiais de higiene e esterilização.
- ✓ Reduz gastos com medicamentos, internações, dentistas, fonoaudiólogos, pois é menor a incidência de doenças.

## Vantagens da amamentação na primeira hora após o parto

A amamentação do bebê, logo após o nascimento, ainda na sala de parto, traz uma série de vantagens:

- ✓ Favorece a produção e a descida do leite e estabelece o reflexo de sucção, que é muito forte na primeira hora, fazendo com que ocorra a produção dos hormônios necessários à amamentação.
- ✓ Intensifica as contrações uterinas e reduz o risco de hemorragia pós-parto.
- ✓ Facilita a adaptação do bebê ao novo ambiente.
- ✓ Contribui para o desenvolvimento de laços afetivos entre mãe e filho.
- ✓ Protege o bebê contra doenças.
- ✓ Quanto mais cedo se iniciar a amamentação, mais leite a mãe produzirá.

## 1.3 Anatomia da mama e a produção de leite

A mama é constituída por um conjunto de alvéolos, pequenos sacos onde o leite é produzido. Eles agrupam-se formando cachos. Após sua produção nos alvéolos, o leite é transportado em pequenos canais, chamados ductos lactíferos, até as bolsas, denominadas seios lactíferos. Essas pequenas bolsas (seios lactíferos) são dilatações que armazenam o leite e se localizam embaixo da aréola (parte escura da mama ao redor do mamilo). O leite que o bebê suga está nos seios lactíferos, situados embaixo da aréola.

Por isso, é necessário que, ao mamar, o bebê coloque grande parte da aréola em sua boca para que, ao sugar, pressione os seios lactíferos, facilitando a saída do leite pelo mamilo (REGO, 2008).

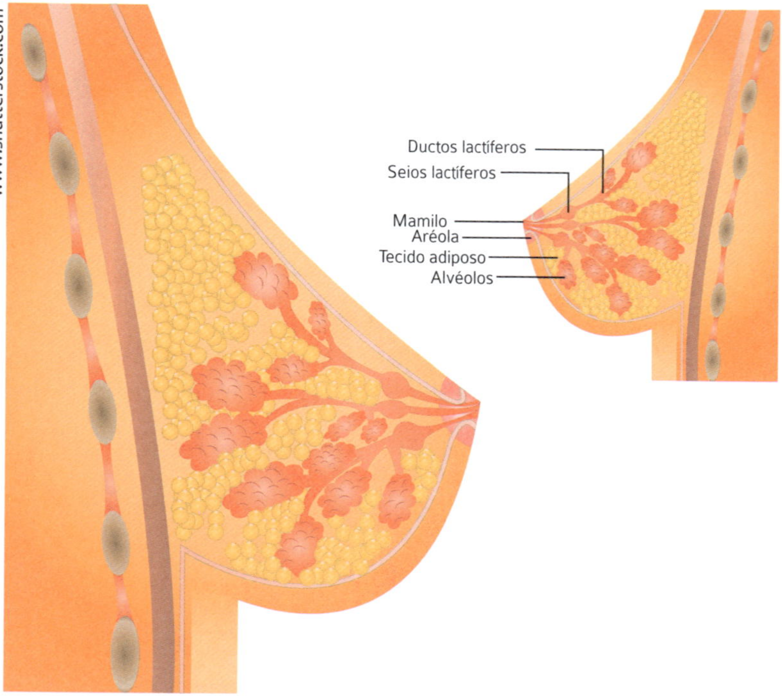

## 1.4 Técnica de amamentação

A posição correta tem grande importância para o esvaziamento completo da mama. As primeiras semanas após o parto são fundamentais para o sucesso da amamentação e para a redução de eventuais problemas com as glândulas mamárias. Nesse período, mães e bebês precisam aprender a arte da amamentação. Esse aprendizado inclui algumas técnicas que veremos a seguir.

### Boa pega

Pega: é o posicionamento da boca do bebê na aréola (parte escura da mama, onde estão os depósitos de leite). Com a pega correta, o bebê alcança a maior parte da aréola, suga maior volume de leite, esvazia a mama e recebe o leite do final da mamada, que contém mais calorias.

Com a pega incorreta, o bebê suga apenas o mamilo e não consegue esvaziar a mama, o que leva à diminuição da produção láctea. Nessa situação, o bebê recebe mais o leite anterior, não ganha o peso esperado e pode machucar o mamilo, predispondo-o a rachaduras.

Se a mãe sentir o peito muito cheio é recomendável que, antes das mamadas, as mamas sejam massageadas e aliviadas com a extração manual do leite, de modo que fiquem mais macias. Essa medida pode ajudar o bebê a alcançar a aréola de modo mais adequado.

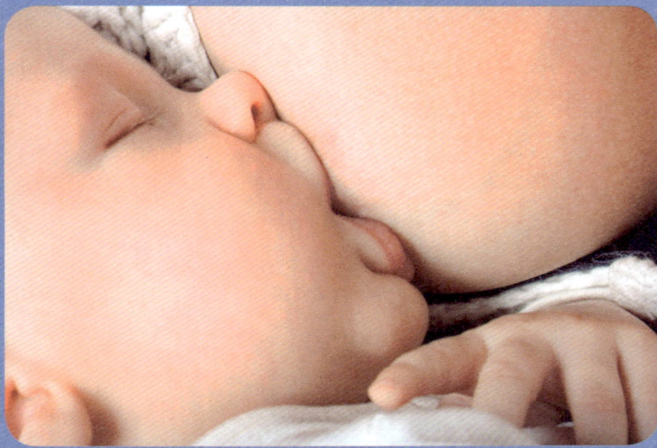

**Sinais de boa pega**

- ✓ A boca do bebê bem aberta pega, além do mamilo, grande parte da aréola.
- ✓ O queixo toca o peito da mãe.
- ✓ Seus lábios estão voltados para fora (principalmente o inferior).
- ✓ Aréola um pouco mais visível acima da boca do bebê que abaixo.

## Posições adequadas para a amamentação



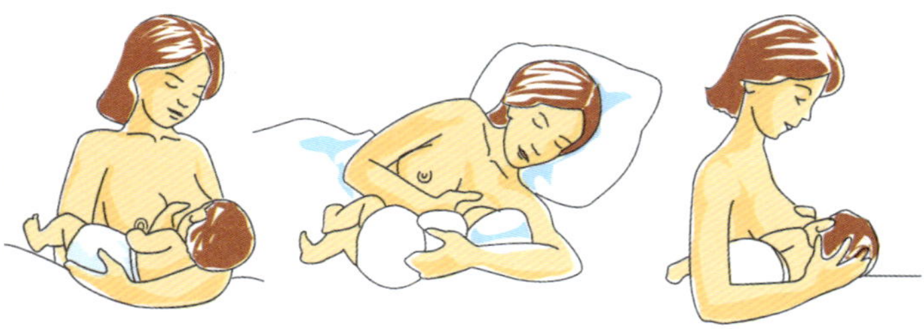

A posição para a amamentação deve ser confortável tanto para a mãe quanto para o bebê.

Uma posição correta da mãe e do bebê, como veremos a seguir, facilita **uma boa pega da aréola e uma sucção eficiente capaz de esvaziar adequadamente a mama, o que conduz ao sucesso da amamentação**. Por outro lado, posições incorretas comprometem a sucção, diminuem a quantidade de leite ingerido e causam problemas, tais como rachaduras nos mamilos, peito empedrado e dor.

Algumas mães conseguem amamentar em posições muito variadas, porém o mais importante é que haja uma boa pega e que a dupla mãe/bebê esteja satisfeita.

**Posição sentada**

- ✓ É a posição tradicional. A mãe carrega o bebê no colo. A mão que estiver livre oferece a mama.
- ✓ A mãe deve estar em uma posição confortável para se sentir disposta a amamentar. Se achar necessário, apoiar os pés, os braços e as costas.
- ✓ A mãe segura a mama de modo que a aréola fique livre. O polegar deve estar acima da aréola e os outros quatro dedos e a palma da mão, abaixo da mama. Não convém pinçar o mamilo entre o dedo médio e o indicador (posição em forma de tesoura), pois isso pode bloquear a saída do leite no local.

Organização Mundial da Saúde (OMS).

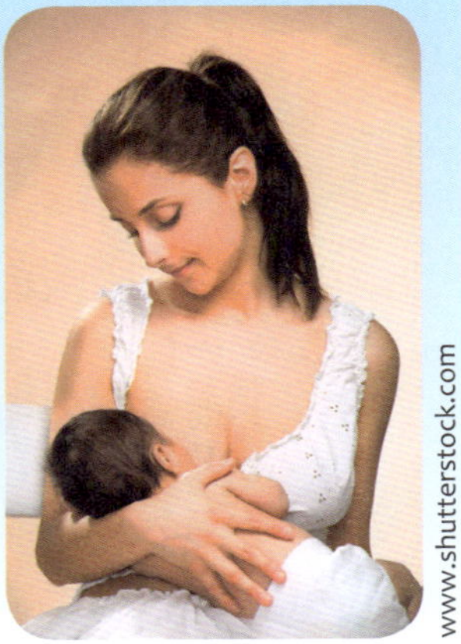


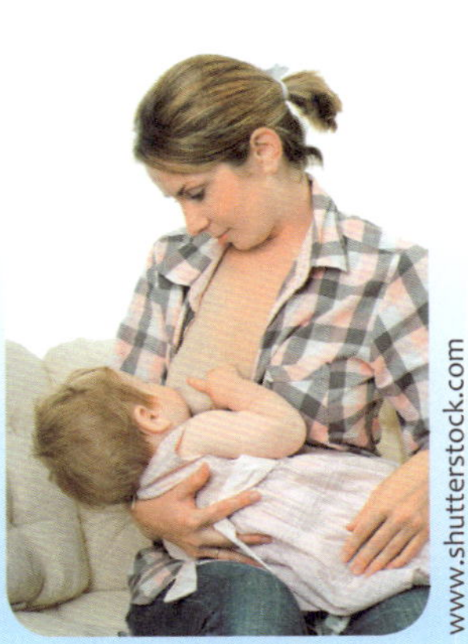

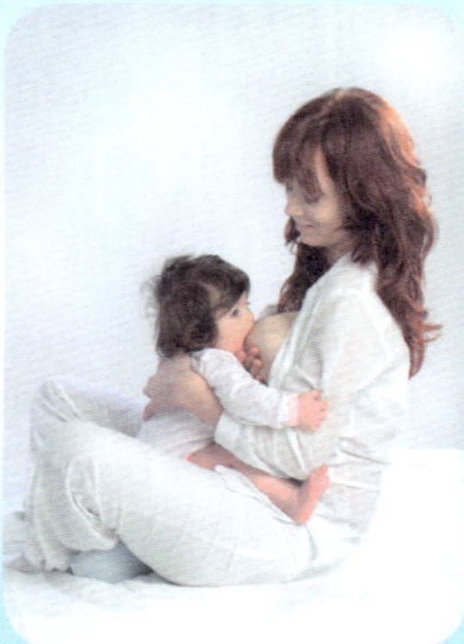


**Posição de cavaleiro**

- ✓ A mãe permanece sentada e bem-recostada. O bebê fica sentado "de cavalinho", apoiado na perna da mãe. A cabeça e o tronco são apoiados com a mão da mãe em forma de "C" e com a outra mão oferece o peito. Atenção: verificar sempre se a boca do bebê está na altura do mamilo. Em alguns casos é necessário um apoio, uma almofada por exemplo, sobre a perna da mãe, para que a boca do bebê atinja a altura do mamilo.
- ✓ Recomendação para esta posição: mamas grandes, doloridas e bicos rachados, criança hipotônica ("molinhas"), criança com lábio leporino ou fenda palatina.

Organização Mundial da Saúde (OMS).

**Posição invertida**

✓ A mãe deve estar sentada. O bebê fica entre o braço e o lado externo do corpo da mãe. Os pés do bebê apontam para as costas da mãe, a barriga de encontro ao corpo da mãe. A mão da mãe em C apoia o pescoço do bebê. Com a mão livre, a mãe segura a mama para o bebê.

✓ Esta posição é recomendada: recém-nascido muito pequeno, mama grande, e o bebê não consegue abocanhá-la; mamas doloridas e mãe que fez cesariana.

Organização Mundial da Saúde (OMS).

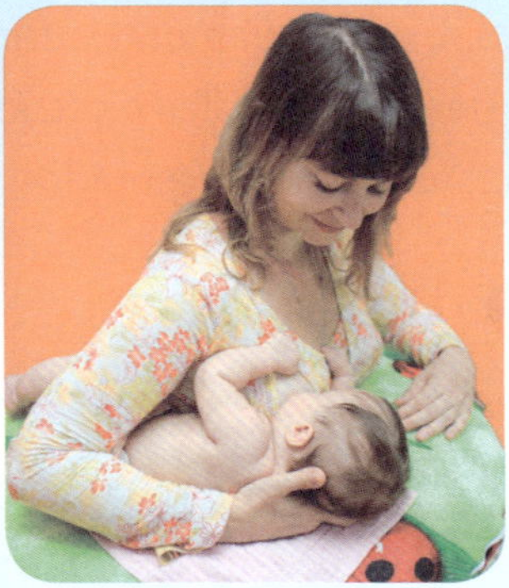

www.shutterstock.com

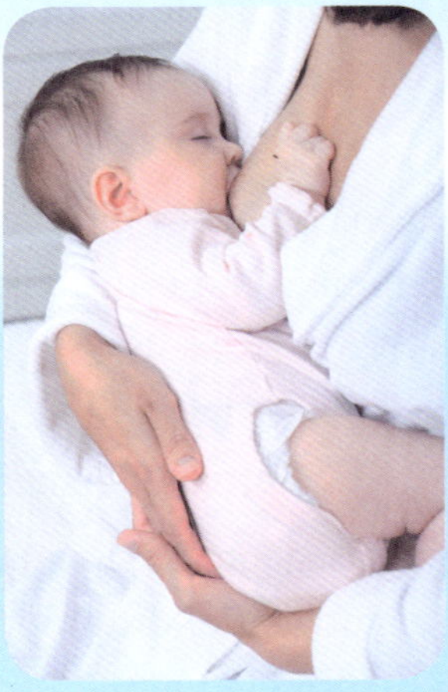

www.shutterstock.com

**Posição do bebê**

✓ O corpo do bebê deve estar voltado para o corpo da mãe.

✓ O rosto do bebê deve ficar de frente para a mama, com o nariz na altura do mamilo.

✓ A barriga do bebê deve estar encostada na barriga da mãe.

✓ Todo o corpo do bebê deve ficar confortavelmente sustentado.

✓ A cabeça e a coluna devem estar em linha reta em relação a seu corpo.

Organização Mundial da Saúde (OMS).

## 1.5 Dúvidas frequentes sobre amamentação

É muito comum as mães terem uma série de dúvidas sobre a amamentação. Muitas deixam de amamentar ou o fazem por tempo excessivamente curto por falta de esclarecimento. As respostas às perguntas e dúvidas mais frequentes podem trazer os esclarecimentos esperados.

### ? Qual deve ser o intervalo entre as mamadas?

A mãe não deve estabelecer horários fixos para as mamadas. Os bebês, nos primeiros meses, não têm horário para mamar. Cada um tem o próprio ritmo e este precisa ser respeitado.

**Trata-se do esquema a que chamamos de livre demanda: mama na hora em que quiser, pelo tempo que desejar. Por isso, a mãe deve oferecer o peito sempre que o bebê quiser, tiver fome ou sede. Só mamando livremente é que ele terá um ganho de peso satisfatório.**

O intervalo entre as mamadas nos primeiros dias de vida é mais curto e irregular, pois os bebês estão em fase de adaptação. Eles têm necessidade de mamar com mais frequência, tanto de dia quanto de noite.

Com aleitamento materno exclusivo, os bebês chegam a mamar de 8 a 12 vezes ao dia. Sentem fome, não porque o leite materno seja fraco, mas porque é digerido mais facilmente que outros tipos de leite. Isso faz o esvaziamento gástrico durar menos tempo: de uma hora e meia a duas horas, aproximadamente.

Com o decorrer do tempo, eles conseguem sugar maior volume de leite, e os intervalos vão se alongando. Os próprios bebês estabelecem seus horários e o espaçamento entre as mamadas passa a ser, em média, de três a quatro horas.

## Qual deve ser a duração das mamadas?

Deve ser o tempo necessário para o bebê esvaziar adequadamente a mama. Pode variar de um bebê para outro, ao longo do dia e de acordo com a idade. Alguns bebês sugam com mais força e conseguem esvaziar a mama em poucos minutos. Outros são mais vagarosos e sonolentos, fazem pausas durante as mamadas e podem demorar 30 minutos ou mais.

Em relação aos bebês sonolentos, é preciso despertá-los, mudar de posição, fazer massagens nos pés e não deixá-los muito agasalhados. Esses cuidados são um incentivo para que voltem a sugar novamente. Sem essas providências, a duração da mamada torna-se excessiva, além de ineficaz para eles e cansativa para as mães. De modo geral, a duração pode variar de 10 a 20 minutos (GOUVÊA et al., 2001; GOUVÊA, 2003).

**Importante**

O bebê deve mamar o tempo necessário para esvaziar uma mama, pois o leite do final da mamada é mais gorduroso, contém mais calorias, de modo que o bebê fica mais saciado e ganha mais peso. Só após esvaziar uma mama é que se deve oferecer a outra.

## Será que meu leite é fraco?

Não existe leite materno fraco. Todo leite materno é bom e tem propriedades suficientes para alimentar e proteger o bebê.

O intervalo entre as mamadas muito curto, no início, faz muitas mães interpretarem esse comportamento normal como sinal de leite "fraco", que o bebê está "passando fome", que o leite "não é suficiente" e acabam, por insegurança, introduzindo outros tipos de leite.

O fato de os bebês, nos primeiros dias de vida, quererem mamar a toda hora, durante o dia e a noite, não deve ser motivo de preocupação.

Nessa fase, a mãe precisa acreditar em sua capacidade de amamentar. Deve manter-se tranquila, disponível e deixar que o bebê mame livremente, pois com o passar do tempo esses intervalos vão se alongando.

Os palpites de que o leite não está sustentando só atrapalham nessa hora, porque não são baseados em fatos objetivos como o ganho de peso.

Quanto mais o bebê sugar, mais as glândulas mamárias produzirão leite. É a sucção que desencadeia e mantém a produção de leite.

## Por que a amamentação deve ser exclusiva até o sexto mês?

O aleitamento é exclusivo quando a criança recebe somente leite materno, e nenhum outro líquido ou sólido, com exceção de medicamentos. Ele é recomendado por várias razões, entre elas:

- O leite materno é um alimento completo. Sozinho é capaz de suprir o bebê de todos os nutrientes necessários a seu crescimento e desenvolvimento, até o sexto mês.
- A introdução de outros alimentos antes do sexto mês como água, chás, sucos e papas não é recomendável, porque o bebê passará a sugar menos leite materno. Isso poderá afetar a atividade das glândulas mamárias e diminuir a produção de leite e, consequentemente, expor o bebê ao risco do desmame precoce – uma desvantagem que o acompanhará pelo resto da vida.
- Os alimentos oferecidos em substituição ao leite materno nem sempre suprirão as necessidades nutricionais nessa fase da vida e poderão, desse modo, prejudicar a saúde da criança, com risco de desnutrição e anemia, além de favorecer o aparecimento de alergia alimentar, infecção intestinal e respiratória, entre outros.
- A introdução de outros alimentos antes do sexto mês pode ser fonte de contaminação, em decorrência da manipulação e do preparo inadequado dos ingredientes utilizados na alimentação.

## Qual peito dar primeiro?

**Comece sempre pelo peito em que o bebê mamou por último**. Esse procedimento é o que mais aconselhamos. Geralmente o bebê suga todo o leite do peito inicialmente oferecido e, ao passar para o segundo, não consegue esvaziá-lo. Na próxima mamada é necessário começar pelo segundo, para que ele o esvazie totalmente.

Essa recomendação tem fundamento: a produção de leite só será plenamente satisfatória se os peitos forem totalmente esvaziados. Quando isso não ocorre, a produção de leite se reduz, o que pode ser prejudicial ao bebê.

Além disso, o leite do final da mamada contém mais calorias, sustenta mais o bebê e atende, com mais propriedade, a suas necessidades de ganho de peso e de crescimento.

## Como avaliar se o bebê mamou o suficiente?

As reações do bebê são os melhores indicadores:

- Se ele ficou satisfeito após as mamadas, tem-se um bom sinal.
- Se ele urina várias vezes ao dia, de seis a oito vezes, constata-se outro fator.
- Se ele tem ganho de peso: de 20 a 30 gramas, por dia, observa-se outro indicador favorável. Pesagens feitas em curtos intervalos podem ajudar a tranquilizar a família, mostrando que, na média, o bebê está ganhando o peso esperado para a idade.

Convém lembrar que o bebê não chora só de fome. Ele pode chorar por sentir frio ou calor, por estar com cólicas ou algum desconforto, por precisar de atenção e carinho. Talvez, nesses momentos, uma simples troca de fraldas ou um leve toque de presença e afeto sejam suficientes para acalmá-lo.

## ? As mamadas noturnas são necessárias?

As mamadas noturnas são necessárias para o desenvolvimento do bebê. A mãe precisa saber que as mamadas de madrugada contribuem para um aumento da produção de leite, pois nesse período, por meio da sucção do bebê, é maior a liberação de um hormônio chamado prolactina (REGO, 2008). Esse hormônio estimula as glândulas mamárias a produzirem leite. Quando a criança suga, impulsos nervosos estimulam a produção da prolactina. Por isso, quanto mais a criança sugar mais leite as mamas produzirão.

No início, caso a criança não acorde espontaneamente, após 4 horas do início da última mamada, é necessário despertá-la. Com o tempo, os intervalos tornam-se maiores e, aproximadamente, do 4º ao 5º mês, o bebê começa a deixar as mamadas noturnas.

## ? Que fatores podem interferir na descida do leite materno?

Existem fatores tanto físicos quanto psíquicos que interferem no funcionamento do organismo e na liberação de um hormônio, denominado **ocitocina**, que é responsável pela descida do leite até os seios lactíferos, onde fica armazenado. Esse hormônio é produzido no cérebro e, pela corrente sanguínea, chega às glândulas mamárias, onde atua liberando a produção de leite. A atuação do hormônio ocitocina depende primeiramente da sucção. Quanto mais o bebê sugar, mais leite será liberado. Em segundo lugar, depende de fatores psíquicos que são influenciáveis pelos sentimentos e emoções maternas (MINISTÉRIO DA SAÚDE, 2009).

**Fatores que ajudam a liberação do leite:**

✓ troca de afeto, tranquilidade,

✓ confiança,

✓ convicção na própria capacidade de amamentar.

**Fatores que inibem a liberação do leite:**

✓ preocupação, ansiedade,

✓ estresse, insegurança,

✓ álcool, nicotina e

✓ alguns medicamentos.

## ? O leite materno dos primeiros dias sustenta o bebê?

Sim. O leite produzido nos primeiros dias após o parto chama-se **colostro**. É ideal nos primeiros dias principalmente se o bebê for prematuro. É um leite concentrado, nutritivo e que contém muitos anticorpos (fatores de proteção para o recém-nascido). Sua produção começa antes do parto. Ele age como uma vacina e alimenta satisfatoriamente o bebê. O colostro tem aspecto amarelo transparente e pegajoso, em consequência da grande concentração de anticorpos (as imunoglobulinas) que evitam doenças.

O colostro também é rico em proteínas, laxativo, auxilia na eliminação do mecônio (primeiras fezes muito escuras), e contribui para diminuir a icterícia (amarelão da pele). Nos primeiros dias é muito importante que o bebê receba o colostro várias vezes por dia. Além do benefício que proporciona, a sucção frequente ajuda o bebê a aprender a forma correta de mamar. Com o passar dos dias, o leite se modifica para atender às necessidades do bebê. Este é o chamado leite maduro que varia de mulher para mulher em relação às horas do dia, à duração da mamada, às necessidades do bebê e às doenças com as quais a mãe teve contato.

## ? A cor do leite pode variar?

Sim. A cor do leite pode variar de uma mamada para outra e também de acordo com a dieta materna. Muitas mães preocupam-se com a cor de seu leite, julgando-o inadequado para nutrir o bebê, em razão de seu aspecto transparente. Essa avaliação é falsa. A cor e a composição alteram-se com o decorrer da mamada. O leite do início da mamada é chamado de leite anterior, seu aspecto é mais transparente nessa fase, porém rico em anticorpos. No meio da mamada, sua cor muda para branco opaco. Já no final da mamada, apresenta cor mais amarelada, influenciada por uma alimentação materna rica em betacaroteno (MINISTÉRIO DA SAÚDE, 2009; GIUGLIANI, 2007).

## ? Até quando amamentar?

Após o período de seis meses de leite materno exclusivo, a criança deve continuar a recebê-lo complementado **até dois**

**anos ou mais**, segundo o Ministério da Saúde (2002a, 2002b, 2005, 2009), a Sociedade Brasileira de Pediatria (2012) e a WHO-Working Group on Infant Growth (1995).

A manutenção do leite materno até o segundo ano de vida é um procedimento que merece total apoio, pois o leite continua sendo uma excelente fonte de nutrientes, especialmente de proteínas, gorduras e vitaminas. Além disso, mantém a capacidade de prevenir contra infecções. O desmame deve ocorrer de modo gradual em diferentes faixas etárias, em média aos dois anos de idade, se a mãe e a criança assim o desejarem. **O ideal é que se processe naturalmente, com a introdução gradativa de outros alimentos.**

Em princípio, não é recomendável que o processo de desmame se encerre antes de concluído o primeiro ano de vida.

O desmame abrupto, sem preparação, é totalmente desaconselhável. A criança não está preparada para uma interrupção brusca. Tal procedimento pode deixar marcas e afetar emocionalmente tanto a criança quanto a mãe. Sentimentos de rejeição e de insegurança podem levar a criança a reagir com rebeldia. A mãe pode ter problemas nas glândulas mamárias e sentir-se entristecida e deprimida (GIUGLIANI, 2007).

## Posso tomar remédios durante a amamentação?

A maioria dos medicamentos é compatível com a amamentação, uma vez que nem toda medicação passa para o leite materno. Não é recomendável, porém, o uso sem prescrição médica. É necessário cautela. O médico saberá orientar sobre a necessidade do uso, qual o mais adequado, se o medicamento poderá ser transmitido pelo leite ou interferir na sua produção.

Os medicamentos, no período de amamentação, foram agrupados em várias categorias, de acordo com a segurança de uso:

- Uso compatível com a amamentação – corresponde à ingestão de medicamentos que não afetam a segurança.
- Uso criterioso – são medicamentos cuja segurança não está devidamente documentada. Seu uso requer vigilância, o menor tempo possível e dose mínima.
- Uso contraindicado – é aquele que exige interrupção da amamentação, em razão de efeitos colaterais para o bebê. Exemplos: drogas como a maconha, o crack, a cocaína, medicamentos antineoplásicos, entre outros.

De acordo com a Academia Americana de Pediatria (2001), a mãe que faz uso de algum medicamento durante o período de amamentação deve ficar atenta a alguns princípios básicos. Entre eles:

- Preferir medicamentos que já são liberados para uso em recém-nascidos e lactentes.
- Utilizar o medicamento imediatamente antes ou após a mamada, para que a exposição do lactente ao medicamento seja diminuída.
- Observar a criança com relação a possíveis efeitos colaterais como: agitação, alteração no padrão do sono, cólicas, vômitos etc.

Para maiores informações acesse o link:

http://bvsms.saude.gov.br/bvs/publicacoes/amamentacao_uso_medicamentos_2ed.pdf

## Posso usar tinturas no cabelo no período de amamentação?

Após o parto, existe uma grande preocupação por parte das mães com o visual e, geralmente, as mudanças começam pelo cabelo. Ao escolher um produto é necessário que as mães fiquem atentas a sua composição química. É aconselhável a preferência por produtos naturais, não tóxicos.

São contraindicadas as tinturas de cabelo que contêm chumbo em sua composição.

Produtos que contenham amônia devem ter uso criterioso, porque não há estudos sobre a segurança de seu uso durante a amamentação.

O formol é um produto contraindicado. As escovas progressivas, que contêm formol, não podem ser realizadas nas mães que estão amamentando.

> "A Agência Nacional de Vigilância Sanitária (Anvisa) só permite o uso do formol em cosmética como conservante (concentração de 0,2%) ou como agente para endurecimento de unhas (concentração de 5%). Assim, seu uso, como alisante, não é autorizado (REGO, 2008)."

## ? O que é um Banco de Leite Humano?

Segundo o Ministério da Saúde, Banco de Leite Humano é um centro especializado que promove, incentiva e apoia a amamentação, orientando e esclarecendo dúvidas. É responsável pela coleta, processamento e controle de qualidade do leite para posterior distribuição, de acordo com prescrição de um médico ou nutricionista. Os Bancos de Leite Humano são supervisionados pela ANVISA (Agência Nacional de Vigilância Sanitária).

Toda mãe saudável que tiver excesso de leite pode doá-lo a um Banco de Leite Humano. A doação sempre beneficiará bebês privados do acesso ao leite materno como, por exemplo, prematuros, recém-nascidos de baixo peso que não conseguem sugar, recém-nascidos infectados e outros.

**Todo leite materno doado a um Banco de Leite Humano só poderá ser oferecido ao bebê, cujas mães não podem amamentar, após passar por análise, pasteurização e controle de qualidade.**

A pasteurização tem como objetivo eliminar micro-organismos que podem estar presentes no leite materno ordenhado, permitindo que ele seja oferecido ao bebê sem apresentar risco à saúde.

O banco de leite desenvolve várias ações de promoção e apoio ao aleitamento materno como: esclarece as mulheres sobre as vantagens da amamentação, ensina o posicionamento correto da mãe e do bebê para uma amamentação bem-sucedida, ensina a técnica de ordenhar o leite materno, faz a seleção de mães doadoras e acompanha a saúde delas.

Caso queira fazer doação, ou receber outras orientações, consulte o site: www.redeblh.fiocruz.br/

## ? Quais as medidas durante a amamentação nos bebês com refluxo gastroesofágico?

O refluxo gastroesofágico é o retorno do conteúdo do estômago para o esôfago. Ele pode ser considerado uma característica normal e ocorre frequentemente com os bebês. Nessa situação é denominado refluxo fisiológico. Os bebês são saudáveis, crescem e se desenvolvem bem, e não é necessário nenhum tratamento específico; porém há casos que apresentam repercussões na saúde da criança, como ganho de peso inadequado e aspiração de leite para os pulmões; neste caso, é considerado doença do refluxo gastroesofágico.

Os episódios de refluxo, observados em bebês que recebem leite materno, são menos frequentes e de menor duração, quando comparados àqueles de bebês alimentados com mamadeiras.

Nesses bebês devemos ter os seguintes cuidados:

- ✓ Oferecer o seio com o bebê em posição mais vertical.
- ✓ Após as mamadas, manter o bebê em posição vertical elevada por aproximadamente 30 minutos.
- ✓ Evitar balançar o bebê após as mamadas.
- ✓ Evitar trocar as fraldas após as mamadas.
- ✓ Durante a troca de fraldas, procurar não erguer as pernas do bebê para não aumentar a pressão no abdome, o que pode provocar a regurgitação e o refluxo.
- ✓ O berço ou o lugar em que a criança dorme deve estar com a cabeceira elevada a 30 graus.

## Como amamentar o bebê prematuro?

É importante que a mãe faça a ordenha para retirar o leite anterior aquele que sai primeiro do peito e que tem pouca gordura e pouca caloria) e coloque seu bebê ao peito apenas para mamar o leite do final da mamada (leite posterior). Se o prematuro sugar o leite anterior, ficará cansado para mamar o leite posterior, rico em gorduras e calorias necessárias a seu ganho de peso. O leite que foi, inicialmente, retirado por ordenha deve ser oferecido depois da mamada, com copinho, sem exigir muito esforço do bebê. À medida que a mãe perceber que o bebê está adquirindo mais força para a sucção, pode deixá-lo mais tempo na mama, para que comece a ingerir o leite anterior no peito.

## Como amamentar gêmeos?

É possível e desejável a amamentação de gêmeos. Para isso, a mãe deve estar preparada e receber auxílio adicional desde o pré-natal.

Algumas orientações, além das habituais para qualquer gestante, são úteis para mulheres que estão esperando gêmeos. É importante discutir com a gestante a necessidade de ajuda, principalmente após o parto. Ter alguém para ajudar nas tarefas de casa antes e após o nascimento de gêmeos não é um luxo, mas uma necessidade.

O melhor momento de iniciar o aleitamento materno de gêmeos é logo após o nascimento, sempre que possível. Se um deles ou ambos não estiverem em condições de serem amamentados, a mãe deve iniciar a extração do leite de forma manual ou por meio de bomba de sucção, o mais precocemente possível.

Por mais difícil que possa ser, é muito importante que as crianças sejam amamentadas em livre demanda. Somente haverá produção de leite suficiente para cada uma das crianças se a mãe amamentar (ou retirar leite) com frequência e em livre demanda. Para isso é necessário fazer o esvaziamento das mamas no mínimo oito a nove vezes ao dia.

Mães de gêmeos podem usar uma das seguintes variações para amamentar os bebês:

- **Alternância de bebês e mamas em cada mamada**. Dessa maneira, se o bebê “A” começou a mamar na mama direita em uma mamada, na próxima ele deverá iniciá-la pela mama esquerda, independentemente se os bebês mamarem em uma só mama ou nas duas. Uma variação desse método é oferecer o peito mais cheio ao primeiro bebê que mostrar vontade de mamar. Esse método é muito utilizado nas primeiras semanas após o parto, especialmente se um dos bebês tem sucção menos eficiente ou quando um ou mais bebês querem mamar nas duas mamas.
- **Alternância de bebês e mamas a cada 24 horas**. Nesse caso, o bebê “A” inicia todas as mamadas do dia em uma determinada mama e, no dia seguinte, inicia as mamadas na outra mama. Muitas mães gostam desse método por acharem mais fácil lembrar quem mamou, onde e quando.
- **Escolha de uma mama específica para cada bebê**. Nessa circunstância, cada mama se adapta às necessidades de cada bebê. Porém, pode haver diferença no tamanho

das mamas, diminuição da produção de leite se uma das crianças não sugar eficientemente e recusa dos bebês em mamar na mama do "outro" em caso de necessidade. Se a mãe optar por essa modalidade, então se recomenda que ela alterne as posições, de vez em quando, para que os olhos da criança, ao mamar, recebam estímulos semelhantes aos que teria se mamasse nas duas mamas.

- **A amamentação simultânea**, ou seja, a amamentação de dois bebês ao mesmo tempo economiza tempo e permite satisfazer as demandas de ambos imediatamente. Além disso, há evidências de que a mãe produz mais leite quando os amamenta simultaneamente.
- **Amamentar plenamente um dos bebês e dar exclusivamente leite artificial ao outro deve ser evitado**. Tal atitude pode contribuir para diferenças de sentimentos maternos com relação aos seus filhos. Quando um dos filhos não puder ser amamentado, por alguma condição que impossibilite o aleitamento materno, a mãe deve ser orientada a aumentar o contato físico com essa criança (MINISTÉRIO DA SAÚDE, 2009).

## 1.6 Definições de termos do aleitamento materno

A nomenclatura sobre o aleitamento materno, de acordo com a Organização Mundial da Saúde (OMS) e a World Health Organization, 2007, cujo teor convém conhecer, define com precisão alguns conceitos.

- **Aleitamento materno exclusivo** – quando a criança recebe somente leite materno, direto da mama, ou leite humano ordenhado, e nenhum outro líquido ou sólido, com exceção de medicamentos.

- **Aleitamento materno predominante** – quando a criança recebe, além do leite materno, água ou bebidas à base de água como sucos de frutas ou chás, mas não recebe outro leite.
- **Aleitamento materno** – quando a criança recebe leite materno (direto da mama ou ordenhado), independentemente de receber qualquer alimento, inclusive leite não humano.

## 1.7 Recomendações para o período de amamentação

### Alimentação da mãe

A dieta consumida pela mãe tem direta ligação com a quantidade de micronutrientes contidos no leite materno.

O ideal é uma alimentação rica em nutrientes durante o período de lactação. Uma alimentação adequada no período de amamentação deve incluir:

- ✓ Alimentos naturais como frutas, legumes e verduras, de preferência frutas e vegetais ricos em vitamina A.

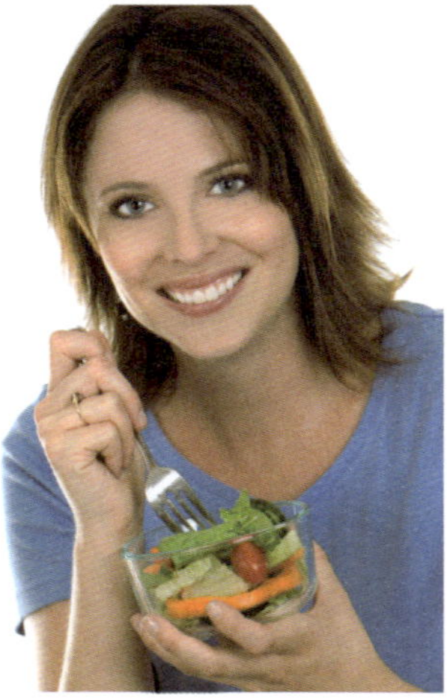

www.shutterstock.com

- ✓ Consumo variado de pães, cereais e carnes.
- ✓ Consumo de peixes marinhos que contenham ômega 3.
- ✓ Consumo de três ou mais porções de derivados de leite.
- ✓ Ingestão de líquido suficiente para saciar a sede.

- ✓ Uso moderado de café e de produtos cafeinizados como chás, chocolates e bebidas à base de cola, que poderão provocar no bebê insônia, agitação e cólicas.

Durante o período de amamentação, a mãe costuma ouvir inúmeros conselhos sobre alimentos que deve ingerir para aumentar a produção de leite. Vários alimentos são recomendados, popularmente, mas nenhum deles tem, até hoje, comprovação científica. O mesmo vale para os alimentos, popularmente, proibidos durante a gestação. Existem inúmeros tabus e mitos relacionados à dieta da mãe. **O que faz realmente aumentar a produção de leite é a sucção do bebê** (MINISTÉRIO DA SAÚDE, 2009).

A mãe precisa estar atenta à presença de gordura trans presente em algumas preparações, e, principalmente, ao consumo de alimentos industrializados (sorvetes, biscoitos recheados e alimentos pré-preparados congelados). Esse tipo de gordura no leite materno pode levar à alteração na composição corporal do recém-nascido e ao aumento da massa gorda (WEFFORT et al., 2012).

Se a mãe, porém, constatar algum sintoma no bebê como alergia, cólicas etc. e suspeitar que esse sintoma esteja associado a determinado alimento de sua dieta, será conveniente que faça um teste. Se, ao retirar o alimento suspeito, os sintomas do bebê desaparecerem e, ao consumir, novamente, o alimento, eles retornarem, esse alimento deve ser evitado.

A dieta da mãe afeta o sabor do leite materno, e os diferentes sabores interferem na ingestão do lactente. Há evidências de que a experiência com diversos sabores durante a amamentação facilitará, no futuro, a aceitação de novos alimentos pela criança, contribuindo, assim, para uma alimentação mais variada (BIRCH & FISCHER, 1998).

## Uso de chupetas, chucas e mamadeiras

O uso de mamadeiras, chucas e chupetas costuma modificar a maneira de mamar dos bebês. Eles podem confundir os bicos. Ao mamar em outro tipo de bico, diferente do seio materno, a posição dos lábios e da língua é completamente diferente, porque a criança deve fazer uma pressão negativa para sugar, o que não ocorre na mama em função da presença do reflexo de saída do leite. O posicionamento incorreto da língua dificulta a pega correta do peito, o que pode prejudicar o esvaziamento total da mama e levar o bebê a não querer mais o peito, o que resultaria no desmame precoce.

O uso de chupeta, com o objetivo de acalmar os bebês, pode reduzir a frequência do aleitamento materno e, consequentemente, comprometer a produção de leite. O uso de chupetas é mais uma tapeação do que um recurso efetivo para o atendimento às reais necessidades da criança. Além disso, as chupetas podem causar problemas na dentição e na fala e aumentar o risco de infecções respiratórias e orais.

## Chá

A oferta de chá não é recomendada antes dos 6 meses, pois faz com que os bebês mamem menos e, sempre que se reduz a sucção, ocorre menor produção de leite. A redução no consumo de leite priva o bebê de importantes nutrientes, que só o leite materno pode oferecer. O bico das mamadeiras, usado na oferta de chá, pode confundir o bebê, comprometer a sucção e expô-lo ao risco de engolir mais ar, o que resulta na formação de gases e, consequentemente, de cólicas. Além disso, nunca se pode descartar o risco de contaminação no preparo do chá, o que aumenta a possibilidade de contração de alguma doença.

## Efeitos do fumo e álcool na amamentação

A exposição ao fumo e ao álcool, no período de amamentação, representa uma relevante causa de agressão à saúde do bebê.

O álcool pode inibir o reflexo da descida do leite materno. Bastam 0,3g/kg de álcool por dia para que isso ocorra. Além disso, os bebês podem ser afetados por sonolência profunda, fraqueza, redução do crescimento e ganho excessivo de peso (REGO, 2008).

O fumo, do mesmo modo, pode afetar a saúde do bebê. Mães fumantes tendem a produzir menos leite do que as mães não fumantes, o que interfere no ganho de peso e traz uma série de consequências para a saúde do bebê, como agitação, vômitos, diarreia e taquicardia. Há também maior prevalência de doenças respiratórias como bronquite, pneumonia, bronquiolite em crianças que convivem com fumantes, em relação àquelas cujos familiares não fumam. Os adultos não devem fumar onde haja crianças para não torná-las fumantes passivos.

As mães, por isso, não devem fazer uso de bebidas alcoólicas e de produtos que contenham nicotina. Essa fase da vida deve servir como fonte de motivação para uma mudança de hábitos.

## Aleitamento cruzado

De acordo com o Ministério da Saúde do Brasil (2009), é proibido à mãe amamentar outras crianças que não seus filhos. Essa prática é vetada em razão da possibilidade de transmissão de doenças pelo leite; por exemplo, mãe portadora do vírus HIV, sífilis, hepatite, entre outras.

## 1.8 Leite materno e vínculo afetivo entre mãe e filho

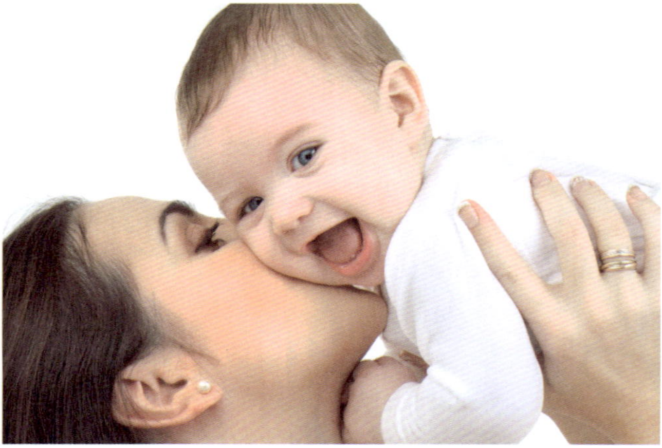
www.shutterstock.com

"...o contato físico fala diretamente ao coração, tem estreita relação com o desenvolvimento do amor. Para a criança, o contato físico, além de ser muito agradável, possibilita a ela alcançar suas potencialidades, isto é, ter mais autoconfiança, mais saúde, mais inteligência (LANA & LAMOUNIER, 2009)."

Vínculo é o termo usado para descrever o sentimento de afeto que une mãe e filho, expresso por sentimentos positivos como amor, dedicação, carinho, devoção, aconchego e proteção.

A amamentação fortalece e traz grandes contribuições para a ligação afetiva mãe-bebê. Durante a amamentação, ambos vivem momentos especiais e únicos de intimidade e troca de afeto. É uma relação que reforça os sentimentos de segurança e aproximação para a criança e de realização pessoal e autoconfiança para a mãe. Essa proximidade reforça os laços e permite que ambos enfrentem as dificuldades da vida, inclusive as que envolvem a alimentação.

Algumas atitudes amorosas favorecem a formação do vínculo mãe-filho como o toque, o contato olho a olho, a voz materna, o odor, o sorriso carinhoso, as conversas e canções que acalmam. Esse vínculo reforça a autoestima, a independência e o relacionamento das crianças e reduz a incidência de problemas emocionais e sociais. Já as crianças que não formarem esse vínculo estão mais expostas a distúrbios de crescimento, de sono, obesidade, desnutrição e mau comportamento, entre outros.

## 1.9 Importância da família e da comunidade na amamentação

O incentivo constante da família e o apoio das pessoas da comunidade são fundamentais para o sucesso da amamentação

As mães são influenciadas pelos pais, avós, parentes, vizinhos e pessoas de sua convivência. Têm reconhecido peso a opinião e o incentivo de todos eles. As avós, em especial, exercem grande influência, principalmente sobre as mães que não têm experiência. Por isso é muito importante orientá-las e tê-las como aliadas.

Todas essas pessoas podem, ao reconhecer a importância e as vantagens da amamentação, incentivar e encorajar, transmitindo experiências positivas de aleitamento que conhecem. Além disso, podem ajudar em tarefas domésticas, de modo que a mãe tenha tempo e tranquilidade para amamentar e, até mesmo, para participar de reuniões de grupos de apoio à amamentação.

## O papel do pai

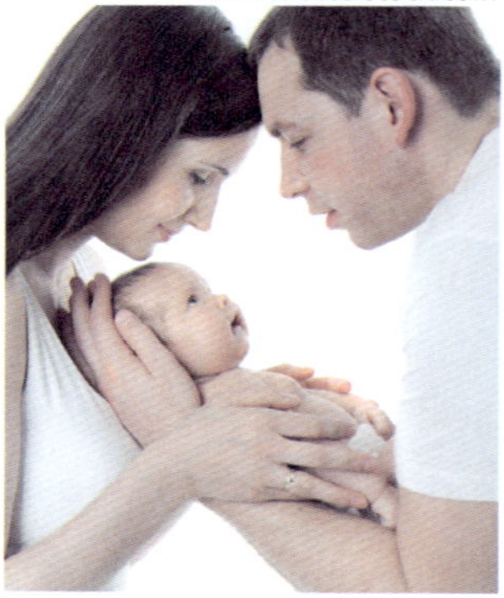


O pai exerce grande influência na amamentação. Seu apoio é fundamental. A literatura reconhece que a decisão de amamentar é influenciada frequentemente pelo pai. Sua aprovação e apoio são considerados o fator que mais influi sobre a decisão da mãe, tanto para amamentar quanto para estender a duração do período de aleitamento.

O incentivo dele à mãe que amamenta é de grande importância para ela, do ponto de vista emocional. Sem o apoio paterno, dificilmente o processo de amamentação será bem-sucedido e terá a duração ideal (LANA & LAMOUNIER, 2009). A participação do pai nos cuidados com o filho é muito importante para o desenvolvimento emocional das crianças e do próprio pai. O sucesso nessa fase depende, em grande parte, da atitude do pai.

Recomendações que influenciam efetivamente a participação paterna:

- Encoraje e incentive sua mulher a amamentar. Principalmente se ela estiver insegura quanto a sua capacidade de amamentação.
- Seja paciente e compreensivo no período de amamentação. Embora a amamentação traga muitas alegrias, também pode trazer dificuldades e cansaço. Às vezes a mulher pode ficar impaciente. Mostre carinho e compreensão nesses momentos. Evite brigas desnecessárias para não prejudicar, psicologicamente, a descida do leite.

- Dificilmente a mulher poderá manter a casa, as refeições e ainda cuidar de si mesma de forma impecável. O bebê é a prioridade nessa fase.
- Cooperar com ela na execução das tarefas diárias, como: trocar fraldas, auxiliar no banho, ajudar a vestir, a embalar etc.
- Se tiver outros filhos, dedique atenção a eles para que não se sintam rejeitados com a chegada do novo irmão. Isso permitirá à mulher dedicar-se mais ao recém-nascido.
- Não leve para casa latas de leite, mamadeiras e chupetas.

(REGO, 2008)

### Licença-paternidade

Os pais agora têm amparo legal para que possam participar do nascimento e dos primeiros dias de vida de seu filho.

Segundo a Consolidação das Leis do Trabalho (1988), os pais têm direito a cinco dias corridos de licença-paternidade a contar do dia do nascimento da criança. Esse amparo legal responde a uma finalidade específica: permitir que os pais estejam presentes de forma efetiva nos primeiros dias de vida de seu filho.

## 1.10 Problemas com a mama: como prevenir e tratar

Nos primeiros dias após o parto, as mães podem enfrentar alguns problemas com as mamas. Identificá-los é fundamental para que sejam solucionados e, assim, evitada a interrupção da amamentação. Abordagem dos principais problemas segundo o Ministério da Saúde, 2009:

## Fissuras mamilares (rachaduras no bico do seio)

As causas mais comuns estão relacionadas com o posicionamento inadequado da mãe e a pega incorreta por parte do bebê.

### Como prevenir?

A pega adequada requer que o bebê alcance grande parte da aréola de modo que o bico fique posicionado no céu da boca, evitando-se o atrito com a língua e a gengiva. A posição adequada do bebê durante a amamentação é um importante fator preventivo.

Há produtos como álcool, loções, pomadas, sabões e outros que retiram a proteção natural da pele e que, por essa razão, devem ser evitados. Não é necessário lavar os mamilos antes e depois de cada mamada. A higiene dos seios é um cuidado que faz parte do banho diário.

Os mamilos devem ser mantidos sempre secos. Em caso de vazamento de leite, o que se recomenda é a troca dos forros absorventes usados e do sutiã. O sutiã mais indicado é o que proporciona boa sustentação e firmeza aos seios. Se o peito estiver muito cheio, o mais recomendável é submetê-lo primeiro a uma massagem e ordenha de alívio. Esta, de preferência, convém que seja manual, é a mais indicada por oferecer menor risco de contaminação e não provocar rachaduras nos bicos do seio. A retirada de um pouco de leite permite que o bebê alcance melhor a aréola.

Para se interromper a mamada, o ideal é colocar o dedo mínimo no canto da boca do bebê, entre as gengivas, para que ele solte o peito sem machucá-lo.

## Como tratar?

- ✓ Convém que a mama menos afetada seja oferecida em primeiro lugar.
- ✓ Se ela estiver muito cheia, o recomendável é massageá-la e esvaziá-la com as mãos, pressionando levemente ao redor da aréola.
- ✓ Amamentar em diferentes posições.
- ✓ Passar o próprio leite no bico do seio antes e depois da amamentação tanto quanto necessário para facilitar a cicatrização das rachaduras.
- ✓ Manter o seio sempre seco antes de se colocar o sutiã.
- ✓ Evitar o contato do bico do seio com a roupa.
- ✓ Usar protetores de bico com perfurações para ventilação.
- ✓ Manter a amamentação, a fim de que não seja afetada a produção de leite.
- ✓ Em caso de dor intensa, é necessário consultar um médico.

## Ingurgitamento mamário (peito empedrado)

As mamas ficam doloridas, com áreas avermelhadas, quentes e edemaciadas (inchaço), o que provoca a sensação de endurecimento local. Essa ocorrência se dá, aproximadamente, entre o terceiro e o quinto dia após o parto e está associada ao início tardio da amamentação e ao esvaziamento insuficiente das mamas. Os mamilos ficam achatados, o que dificulta a pega do bebê.

## Como prevenir?

A amamentação deve ser iniciada o mais precocemente possível, de preferência ainda na sala de parto, sob o regime de livre demanda. É importante que, desde as primeiras mamadas, a posição do bebê para a pega e a da mãe para a amamentação sejam as mais confortáveis e adequadas possíveis.

## Como tratar?

- ✓ Massagear toda a mama com uma das mãos espalmada no sentido da aréola para o tórax, sempre apoiando a mama com a outra mão. Os movimentos devem ser circulares no sentido da saída do leite e a aréola levemente tocada com as pontas dos dedos. Para isso, coloca-se o dedo indicador e o polegar sobre a aréola e pressiona-se para dentro, em direção ao tórax.
- ✓ Nos locais em que se perceber empedramento deve-se reforçar a massagem para que o leite fique novamente líquido e flua com mais facilidade.
- ✓ Se a aréola estiver tensa, antes das mamadas, é necessário fazer ordenha manual para que ela fique macia, facilitando, assim, a pega correta.
- ✓ Fazer repouso é também uma medida conveniente.
- ✓ O uso contínuo de sutiãs confortáveis com base e alças firmes e largas mantém as mamas elevadas e alivia as dores.
- ✓ A amamentação do bebê deve continuar conforme sua necessidade de livre demanda. A interrupção só agrava o problema. Se o bebê não sugar, a mama precisa ser ordenhada manualmente ou com bomba.
- ✓ O esvaziamento da mama é muito importante para não comprometer a produção de leite.

- ✓ Se necessário, a mãe pode recorrer ao uso de analgésico e/ou anti-inflamatório.
- ✓ Compressas frias com tempo de aplicação não superior a 15 minutos em intervalos regulares são também indicadas.

## Mastite

É um processo inflamatório da mama que pode evoluir, ou não, para uma infecção bacteriana. A mama fica dolorida, quente e inchada (edemaciada). O processo pode vir acompanhado de um quadro febril. A ocorrência, geralmente, afeta só uma das mamas. É comum ocorrer entre a segunda e a terceira semana após o parto.

O aparecimento da mastite tem sua origem em vários fatores que dificultam a saída do leite e o esvaziamento completo da mama, tais como: pega inadequada, diminuição da frequência e da duração das mamadas, ferimentos no mamilo, produção excessiva de leite, uso de chupetas e mamadeiras, uso de sutiã apertado, sucção ineficiente etc.

### Como prevenir?

> O início imediato da amamentação, ainda na sala de parto, se possível, é a mais indicada das ações preventivas. O acúmulo de leite predispõe à mastite. Por isso, deve-se evitar qualquer fator que resulte em acúmulo de leite e o não esvaziamento completo das mamas.

## Como tratar?

- ✓ Fazer o esvaziamento das mamas é o tratamento mais importante e eficaz.
- ✓ Se o bebê não consumir todo o leite, o excesso deve ser retirado com as mãos ou com a ajuda de bombas específicas para essa finalidade.
- ✓ Ordenhar a aréola antes das mamadas.
- ✓ Fazer repouso e usar sutiãs com alças firmes e largas.
- ✓ Por fim, a consulta a um médico que, se considerar necessário, poderá receitar algum analgésico e/ou antibiótico.

(SANTIAGO, 2009)

## Candidíase (monilíase)

A infecção da mama após o parto por *Candida sp* (candidíase ou monilíase) é bastante comum. A infecção pode atingir só a pele do mamilo e da aréola ou comprometer os ductos lactíferos. São fatores predisponentes a umidade e lesão dos mamilos e uso, pela mulher, de antibióticos, contraceptivos orais e esteroides. Na maioria das vezes é a criança quem transmite o fungo, mesmo quando a doença não seja aparente.

Os sintomas mais comuns são: coceira, sensação de queimadura e dor nos mamilos, que persiste após as mamadas, pele avermelhada, brilhante ou apenas irritada ou com fina descamação dos mamilos e aréola; raramente se observam placas esbranquiçadas É muito comum a criança apresentar crostas brancas orais, que devem ser distinguidas das crostas de leite (essas últimas são removidas sem machucar a língua ou as gengivas).

### Como prevenir?

Manter os mamilos secos e arejados e expô-los à luz por alguns minutos ao dia, pois o fungo se desenvolve em ambiente úmido e escuro. As chupetas e bicos de mamadeira, se possível, devem ser eliminados, caso contrário eles devem ser fervidos por 20 minutos, pelo menos uma vez ao dia.

### Como tratar?

É necessário consultar um médico. O tratamento inicial é local, com aplicação de cremes antifúngicos por duas semanas. As mulheres podem aplicar o creme após cada mamada, e ele não precisa ser removido antes da próxima mamada. O bebê, também, deve ser tratado, mesmo que não apresente sinais aparentes. Um grande número de espécies de *cândida* é resistente à nistatina. Se o tratamento tópico não for eficaz, a recomendação médica é o tratamento sistêmico, geralmente por via oral (MINISTÉRIO DA SAÚDE, 2009).

## 1.11 Leite materno e volta ao trabalho

Com a volta da mãe ao trabalho, é importante que o bebê continue a ser nutrido com o leite materno. A mãe que trabalha próximo à residência pode utilizar os horários previstos em lei para amamentar o bebê em casa. Outra possibilidade é providenciar que ele seja levado até seu local de trabalho.

Quando a residência materna ficar muito distante e não existir creche no local de trabalho, algumas providências podem ser, preventivamente, adotadas:

- Amamentar o filho antes de sair de casa para o trabalho.

- Fazer ordenha manual, esvaziando bem as mamas, durante a jornada de trabalho e guardar o leite ordenhado, em recipiente esterilizado, em geladeira ou *freezer* e transportá-lo em isopor de material liso, impermeável de fácil limpeza.
- Na volta do trabalho, amamentar com frequência, inclusive à noite, para manter a produção adequada e desejável de leite.
- Amamentar à vontade – livre demanda – nos fins de semana, dias de folga e feriados.

## 1.12 Orientações para a ordenha manual do leite

A retirada do leite pode ser realizada por extração manual ou por meio de bomba manual ou elétrica. A extração manual é a mais indicada, por oferecer menor risco de contaminação, não provocar rachaduras nos bicos e ser mais econômica e prática. No início da ordenha, o leite pode não fluir, mas, depois de as mamas serem pressionadas algumas vezes, ele começa a sair. A ordenha deve ser feita quando ainda houver leite depois da mamada ou quando as mamas estiverem muito cheias. O leite materno deve ser ordenhado e armazenado por razões específicas: para ser oferecido ao bebê quando a ausência da mãe for prolongada; para auxiliar na prevenção e no tratamento da mastite e do peito empedrado; para deixar a região da aréola mais macia, permitindo que o bebê alcance melhor a aréola, para doar o produto a um banco de leite (MINISTÉRIO DA SAÚDE, 2011).

### Preparo do frasco para armazenar o leite

- O primeiro passo é lavar bem o frasco e remover todo o papel existente dentro e fora da tampa.

- O frasco deve ser de vidro, pois não retém resíduo, e a tampa de plástico.
- O próximo passo é levar o frasco ao fogo, numa panela, e cobri-lo com água.
- A seguir, deve ser fervido durante quinze minutos, contados a partir do início da fervura.

A próxima etapa é deixar o frasco sobre um pano limpo, até a água escorrer e o frasco ficar totalmente seco. Em nenhum momento o frasco deve ser enxugado. Em seguida, fecha-se o frasco sem se tocar na parte interna da tampa, seja com a mão, seja com outro objeto. O ideal é deixar vários frascos preparados, guardados em local limpo e seco. A higienização do frasco tem validade de uma semana após esse processo.

## Higiene pessoal antes de iniciar a coleta

- Lave as mãos e os braços até o cotovelo com bastante água e sabão.
- Lave as mamas apenas com água, pois o sabão resseca os mamilos.
- Seque as mãos e as mamas com toalha limpa.

## Local adequado para retirar o leite

- Escolha um lugar confortável, limpo e tranquilo.
- Forre uma mesa com pano limpo para colocar o frasco e a tampa.
- Evite conversar durante a retirada do leite.

## A forma correta para a retirada do leite (ordenha)

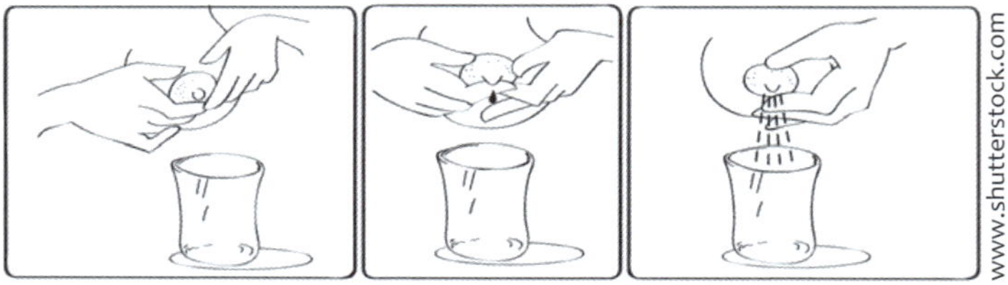


- A coleta deve ser realizada após as mamadas, se houver leite sobrando, ou quando as mamas estiverem bem cheias.
- Massageie as mamas com a ponta dos dedos, fazendo movimentos circulares no sentido da parte escura (aréola) para o corpo.
- Coloque o polegar acima da linha onde acaba a aréola.
- Coloque os dedos indicador e médio abaixo da aréola.
- Firme os dedos e empurre para trás em direção ao corpo.
- Em seguida, procure aproximar a ponta do polegar contra os outros dedos até fluir o leite.
- Não é necessário espremer a mama inteira.
- Evite espremer os mamilos, pois esse procedimento não leva à extração do leite; ele está armazenado sob a aréola e não no mamilo.
- Despreze os primeiros jatos, a fim de reduzir a contaminação por micróbios.
- Em seguida, abra o frasco, mantenha a abertura para cima e coloque a tampa sobre a mesa, forrada com um pano limpo.
- Colha o leite no frasco, colocando-o debaixo da aréola.

- Após terminar, anote no frasco a data da coleta e feche bem os frascos, guardando-os em um *freezer* ou geladeira.

## 1.13 Como armazenar o leite materno ordenhado

- Guarde imediatamente o frasco no congelador de uma geladeira ou em um *freezer*.
- Quanto mais rapidamente o leite for congelado, menor o risco de contaminação.
- Se o frasco não ficou totalmente cheio, você poderá completá-lo em outro momento.
- Para completar o volume do leite no frasco, sob congelamento, utilize um copo de vidro, previamente fervido por 15 minutos.
- Coloque o leite recém-ordenhado sobre o que já estava congelado até faltarem dois dedos para encher o frasco.
- Guarde imediatamente o frasco no *freezer*.
- Ao utilizar esse procedimento, leve em consideração a data da primeira coleta, anotada no frasco.

## 1.14 Conservação e validade do leite materno

| Na geladeira | No *freezer* | Leite pasteurizado | Temperatura ambiente |
|---|---|---|---|
| 12 horas | Até 15 dias | Até 6 meses | Menor tempo possível |

## 1.15 Como descongelar o leite materno ordenhado

Para alimentar o bebê com o leite ordenhado, este deve ser descongelado, de preferência dentro de geladeira. Transfira apenas a quantidade que o bebê costuma beber. Uma vez descongelado, o leite deve ser aquecido em banho-maria fora do fogo. Antes de oferecer o leite à criança, ele deve ser agitado suavemente.

## 1.16 Oferta do leite em um copinho

Durante os períodos de trabalho da mãe, o leite deve ser oferecido em um copinho (ou xícara), a fim de se evitar que o bebê perceba a existência de bicos diferentes e, precocemente, prefira os bicos artificiais por exigirem menor esforço de sucção.

Os copinhos devem ser bem lavados e fervidos por 15 minutos.

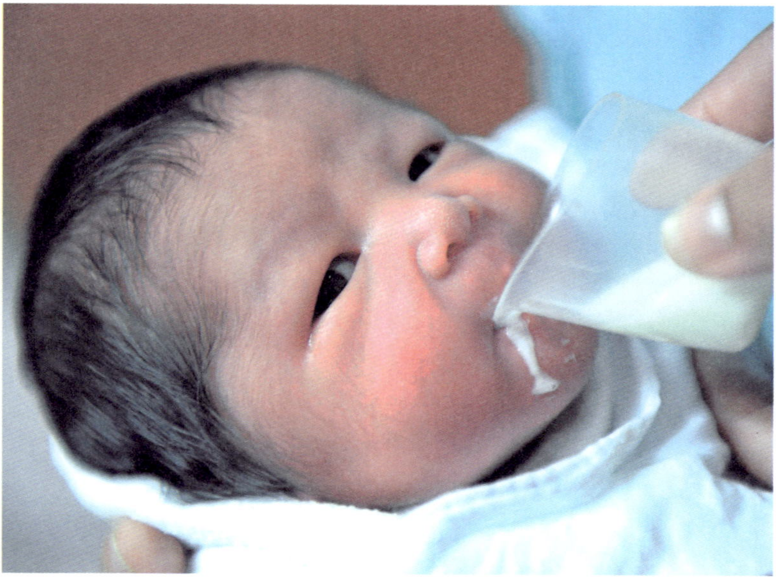

www.shutterstock.com

### Como oferecer o leite em um copinho

- ✓ O bebê deve ficar sentado ou semissentado.
- ✓ O leite deve ser colocado somente até a metade do copinho.
- ✓ A borda do copinho deve ser encostada no lábio inferior do bebê.
- ✓ O leite deve ser oferecido quando o bebê movimentar a língua; ele começa a lamber, colocando a língua no leite e iniciando, assim, a sucção.
- ✓ O leite não deve ser despejado na boca do bebê.
- ✓ O volume não utilizado pelo bebê deve ser descartado.

## 1.17 Leis trabalhistas e aleitamento

As mães devem estar cientes de que existem leis que protegem a amamentação.

| LEGISLAÇÃO | DOCUMENTAÇÃO NECESSÁRIA | DURAÇÃO DO BENEFÍCIO |
|---|---|---|
| **Licença-maternidade**<br>LEI n. 10.421 - De 15/04/2002<br>Art. 392 A empregada gestante tem direito à licença-maternidade sem prejuízo do emprego e do salário.<br>§ 2° Os períodos de repouso, antes e depois do parto, poderão ser aumentados.<br>Esta lei se estende à mãe adotiva. Lei 8.213 (24/07/1991) | Atestado médico com o tempo de gestação.<br>Notificar a data do início do afastamento, que poderá ocorrer entre o 28° dia antes do parto e a ocorrência deste.<br>Atestado médico.<br>Certidão de adoção. | 120 dias a partir do oitavo mês de gestação ou após o parto.<br>De duas semanas cada um.<br>120 dias. |

| | | |
|---|---|---|
| **Prorrogação da licença-maternidade**<br>LEI n. 11.770<br>Prevista no inciso XVIII do caput do artigo 7° da Constituição Federal.<br>A prorrogação da licença será garantida, na mesma proporção, à empregada que adotar ou obtiver guarda judicial para fase de adoção. | Empregada da pessoa jurídica que aderir ao programa desde que requerer a licença até o final do 1° mês após o parto. | 60 dias. |
| **Direito de amamentar durante a jornada de trabalho.**<br>Art. 396 – Garante à mulher que está amamentando o direito de dois descansos especiais, de 30 minutos cada um, durante a jornada de trabalho. | Afastamento médico para prorrogação.<br>Certidão de nascimento do bebê. | Até seis meses, podendo ser estendida com indicação médica que comprove a necessidade do leite materno pelo bebê. |
| **Garantia de creche para o bebê**<br>Ministério do Trabalho – portaria DNSHT n. 1 (15-01-69).<br>É obrigatório um local destinado à guarda dos filhos no período de amamentação. | Que a empresa tenha mais de 30 mulheres acima de 16 anos. | Até os quatro anos. |

## 1.18 Aleitamento materno e a internet

Essa seção tem por objetivo fornecer às mães e familiares sites de boa procedência, que lhes possibilitem obter informações seguras e apoio adequado a uma amamentação bem-sucedida (CARVALHO, 2008).

✓ Aleitamento.com
www.aleitamento.com

- ✓ Associação de profissionais de banco de leite humano e aleitamento materno
  www.abpblh.org.br
- ✓ Grupo de mães amigas do peito
  www.amigasdopeito.org.br
- ✓ Sociedade Brasileira de Pediatria
  www.sbp.com.br
- ✓ Ibfan – Brasil
  www.ibfan.org.br
- ✓ Rede Nacional de Banco de Leite Humano
  www.fiocruz.br/redeblh/
- ✓ Centro de Incentivo e Apoio ao Aleitamento Materno (Ciaam) – Unifesp
  www.unifesp.br/centros/ciaam
- ✓ Abonam – Associação Brasileira de Profissionais de Odontologia Neonatal e Aleitamento Materno
  www.abonam.com.br
- ✓ Fotolog de Amamentação
  www.fotolog.net/amamentando
- ✓ Hospital Amigo da Criança – Maternidade Interlagos
  www.hminterlagos.com.br

## Artigos científicos na internet

Sites para pesquisas que permitem acessar os últimos artigos publicados.

- ✓ JPED – Jornal de Pediatria
  www.jped.com.br
- ✓ SciELO – Scientific Electronic Library Online
  www.scielo.br

## Alguns sites internacionais

- ✓ Waba – World Alliance for Breastfeeding Action
  www.waba.org.my
- ✓ OMS
  www.who.int
- ✓ Unicef
  www.unicef.org
- ✓ ABM – Academy of Breastfeeding Medicine
  www.bfmed.org
- ✓ Ilca – International Lactation Consultant Assciation
  www.ilca.org
- ✓ Ibfan – International Baby Food Action Network
  www.ibfan.org

Capítulo 2

# FÓRMULAS INFANTIS

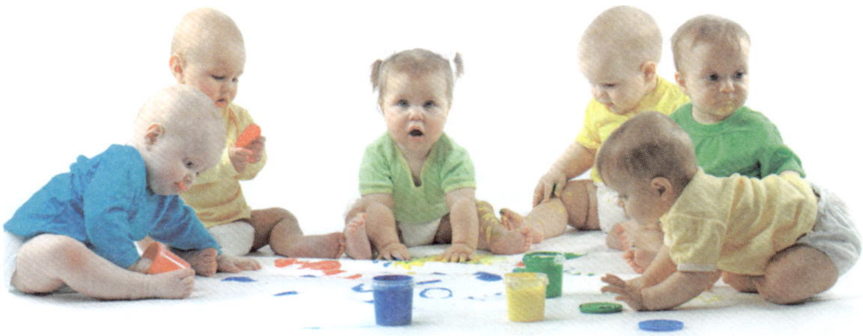

www.shutterstock.com

## 2.1 Introdução

A primeira escolha na alimentação de bebês é o leite materno. Entretanto, há mães impossibilitadas de amamentar os filhos ou de ordenhar o próprio leite. Há ainda aquelas que precisam interromper a amamentação. Diante dessas situações, as fórmulas infantis, regulamentadas pelo Codex Alimentarius, criado pela Organização da Agricultura e Alimentos das Nações Unidas (FAO) e pela Organização Mundial da Saúde (OMS), são as mais seguras e adequadas às necessidades nutricionais do bebê.

Fórmulas infantis são alimentos preparados, industrialmente, em forma de pó ou em forma líquida, processados a partir da proteína isolada do leite de vaca ou de soja (antigamente designados por "leite em pó" ou "leite artificial").

Nesses tipos de leite, há modificação da proporção de proteínas, alteração da composição de gorduras e de carboidratos, além de enriquecimento com vitaminas e micronutrientes, em especial o ferro, em quantidades e proporções recomendadas para o atendimento às particularidades da alimentação de lactentes.

Elas estão de acordo com a capacidade digestiva do bebê e são adequadas a essa fase de desenvolvimento e crescimento acelerado, de acordo com recomendação nacional, da Sociedade Brasileira de Pediatria (SBP), e internacional, da Sociedade Europeia de Gastroenterologia Pediátrica, Hepatologia e Nutrição (Espghan) e da Associação Americana de Pediatria (AAP). No Brasil, são regulamentadas pela Agência Nacional de Vigilância Sanitária (Anvisa; RDC n. 43 e 44/2-11).

## 2.2 Características das fórmulas infantis

**Energia:**

A fórmula deve conter entre 60kcal/100ml a 85kcal/100ml, para fornecer a quantidade adequada de energia de que uma criança saudável precisa para o ganho de peso.

**Proteínas:**

Contém caseína e proteínas do soro do leite de vaca, com modificações na proporção entre elas. As fórmulas, uma vez considerada a qualidade das proteínas, mantêm boa relação entre a caseína e a proteína do soro, além da quebra da caseína em cadeias menores, o que favorece a digestão e a absorção. Com a adição de proteínas do soro, a composição de aminoácidos se aproxima dos componentes do leite humano.

Outra característica das fórmulas é a redução da quantidade de proteínas, quando comparadas ao leite integral de vaca, que tem cinco vezes mais proteínas que o leite materno. O leite materno é o alimento que contém melhor qualidade e menor quantidade de proteínas. Acredita-se ser este um dos motivos que o associam à redução do risco de obesidade futura (WEFFORT, 2009).

Sabe-se, hoje, que o tipo e a quantidade excessiva de proteínas que o bebê recebe, especialmente em fases precoces da vida, estão relacionados à produção excessiva de insulina e somatomedina C, que favorece o desenvolvimento futuro da obesidade. O excesso de proteínas também está relacionado ao risco de sobrecarga sobre os órgãos imaturos, principalmente dos rins, e ao desencadeamento de alergias.

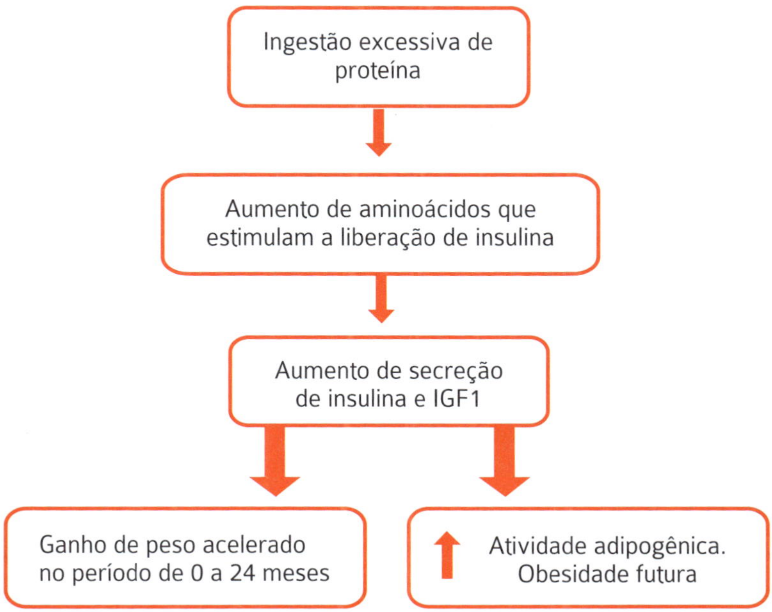


Fonte: Fall et al., 1992.

**Lipídeos:**

É muito importante a qualidade da gordura fornecida pelas fórmulas. Há redução da quantidade de gordura animal saturada e introdução de uma mistura de óleos vegetais. Há acréscimo de ácidos graxos, chamados de essenciais: linoleico (ômega 6) e alfalinolênico (ômega 3). Esses ácidos são convertidos em ácidos graxos poli-insaturados de cadeia muito longa, o DHA e ARA, que são de fundamental importância para o processo de mielinização e maturação do sistema nervoso central e da estrutura da retina.

**Carboidratos:**

Não há necessidade de acréscimo de açúcar ou farinhas às fórmulas. Além da lactose, as fórmulas possuem outros tipos de carboidratos como, por exemplo, a maltodextrina.

**Vitaminas e minerais:**

As fórmulas são enriquecidas com ferro para suprir as necessidades do lactente. Modificações são feitas nas concentrações dos minerais com o propósito de aproximar seus níveis aos do leite humano.

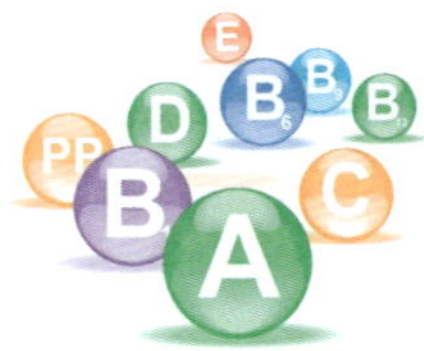


www.shutterstock.com

Há melhora na relação cálcio/fósforo, o que favorece a mineralização óssea. As vitaminas atendem às necessidades infantis e asseguram um crescimento sadio.

## 2.3 Prebióticos e probióticos

### Prebióticos

Prebióticos são alimentos não absorvidos nem digeríveis ao longo do trato gastrointestinal. Conseguem chegar até as porções finais do intestino grosso (cólon) de maneira intacta e lá servem de alimento e energia para as bactérias. O intestino infantil começa a ser colonizado por inúmeras bactérias após o nascimento. Essas bactérias podem ser benéficas ou não. A microbiota benéfica tem a participação especial das bactérias intestinais, particularmente de lactobacilos e bifidobactérias. Os prebióticos estimulam o crescimento dessas bactérias e favorece uma microflora intestinal com predomínio de bactérias benéficas, que colaboram com a saúde humana. Os representantes mais conhecidos dos prebióticos utilizados nas fórmulas infantis são: fruto-oligossacarídeos (FOS) e galacto-oligossacarídeos (GOS) (WEFFORT et al., 2012).

Algumas características são essenciais aos prebióticos para que possam exercer suas funções. Entre elas, destacam-se:

✓ A resistência à acidez gástrica.

✓ A configuração molecular, que os torna resistentes à ação das enzimas intestinais e impedem que sejam absorvidos pelo trato gastrointestinal.

O leite materno, o alimento ideal para os lactentes, é a principal fonte de prebióticos. Ele é rico em oligossacarídeos, mantém, naturalmente, uma flora intestinal que assegura a predominância das bactérias benéficas e contribui para a proteção da espécie. Quanto mais tempo o lactente for amamentado, maior será sua proteção contra doenças infecciosas como a gastroenterite.

## Fontes de prebióticos

São encontrados nas frutas e vegetais como banana, trigo, cevada, centeio, aspargo, alcachofra, cebola, tomate, alho, chicória ou em produtos que contenham fibras prebióticas.

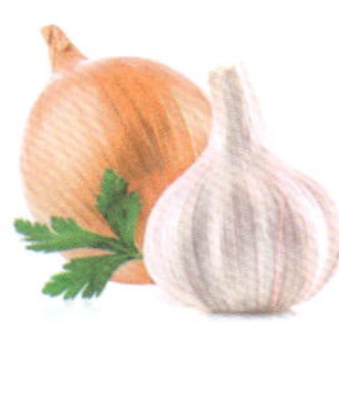

Hoje temos no mercado um grande número de fórmulas infantis acrescidas de prebióticos, com o objetivo de promover uma flora mais benéfica para as crianças que não recebem leite materno. As fórmulas infantis podem ser enriquecidas com os FOS (fruto-oligossacarídeos), provenientes de produtos como chicória, trigo, alho, cebola, banana, e com os GOS (galacto--oligossacarídeos, semelhantes ao do leite humano) ou com polidextrose (de inulina). O uso de prebióticos em fórmulas infantis tem apresentado boa tolerância e melhoria na consistência das fezes e capacidade de prevenção contra a diarreia e a constipação intestinal.

## Probióticos

São microrganismos vivos (bactérias e fungos) que, uma vez ingeridos, alcançam o trato gastrointestinal e atuam no equilíbrio da microbiota intestinal, com resultados benéficos à saúde. Eles trazem benefícios quando ingeridos em quantidades adequadas e observados alguns critérios como:

- ✓ cepa identificada;
- ✓ resistência à acidez gástrica e à ação dos sais biliares;
- ✓ ocorrência de efeitos benéficos ao hospedeiro;
- ✓ apresentação de segurança comprovada, isto é, baixo risco de infecção sistêmica.

(WEFFORT et al., 2012)

Os probióticos podem beneficiar a saúde do hospedeiro, modificar, de maneira favorável, a flora intestinal, reduzir a multiplicação de micro-organismos patogênicos, estimular a função imunológica e proteger contra infecções intestinais, como diarreias.

Estudos sobre os benefícios dos probióticos e prebióticos avançam cada vez mais, com efeitos positivos para a prevenção e o tratamento de diversas doenças como: tratamento da diarreia aguda, prevenção da diarreia associada ao uso de antibióticos, prevenção de doenças alérgicas, de infecções respiratórias e de constipação, entre outras.

### Fontes de probióticos:

O leite materno é a principal fonte de probióticos. Crianças amamentadas ao seio têm quantidades maiores de lactobacilos e bifidobactérias, cuja ação consiste na inibição competitiva com outras bactérias, na adesão intestinal e na síntese de compostos que inibem ou destroem bactérias patogênicas. Desse modo, ajudam na formação das defesas do intestino e da imunidade.

Não se obtém aumento de probióticos através de dietas de rotina convencionais. Os probióticos podem ser componentes de alimentos industrializados presentes no mercado, como os leites fermentados, o iogurte, cereais infantis fortificados, ou podem ser encontrados como medicamentos em forma de pó ou cápsula (DOMENE & TORNEROS, 2009).

## 2.4 Ácidos graxos de cadeia muito longa - LC-PUFAs

Existem dois tipos de ácidos graxos essenciais:

✓ Ômega 3 (ácido linolênico).

✓ Ômega 6 (ácido linoleico).

Esses ácidos não são sintetizados no nosso organismo. É necessário obtê-los pela alimentação. Esses ácidos, após várias reações enzimáticas, são convertidos em ácidos graxos poli-insaturados de cadeia muito longa (LC-PUFAs):

- ✓ Ácido araquidônico (ARA), proveniente do ômega 6.
- ✓ Ácido docosahexaenoico (DHA), proveniente do ômega 3.

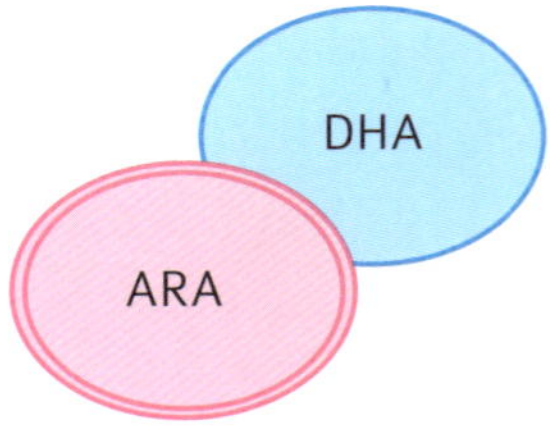


O ARA participa da estrutura das membranas celulares e atuam na resposta inflamatória por produzir potentes mediadores.

O DHA participa da formação da retina e da mielinização do sistema nervoso.

A criança nasce com o cérebro bastante imaturo; com o crescimento, há modificações em sua estrutura e funcionamento e, até os dois anos de idade, esse desenvolvimento ainda se faz de maneira intensa. O cérebro cresce 175% do nascimento aos 12 meses e 85% até cinco anos. Os lipídeos representam 50 a 60% do peso seco do cérebro. O DHA e o ARA representam 15 a 20% dos lipídeos do cérebro. Por isso é importante a presença desses ácidos na alimentação infantil (SILVA et al., 2007; OLIVEIRA, 2012).

A mielina é uma substância constituída por gorduras que envolvem o neurônio, para que ele possa funcionar de forma adequada. Grande parte da mielina é composta de ácidos graxos essenciais da família ômega 3. A mielinização processa-se a partir do período intrauterino e continua até a idade de 7 anos, mas seu pico ocorre até os 2 anos. O desenvolvimento das funções cerebrais, memória, raciocínio e visão é muito mais intenso nos 2 anos iniciais da vida do bebê.

Daí a preocupação com a alimentação infantil, que se justifica nessa fase de maneira prioritária. É importante que a criança receba uma alimentação balanceada e com oferta adequada de gorduras, como ácidos graxos essenciais DHA e ARA.

### Fontes:

O leite materno padrão ouro para a nutrição infantil provê quantidades adequadas desses ácidos. Outras fontes: semente de linhaça, nozes, óleo de soja e canola, gema de ovos, fórmulas infantis enriquecidas, peixes marinhos de água fria (salmão, sardinha, atum, pescada, porquinho). O ideal é que o peixe seja consumido duas a três vezes por semana.

## 2.5 Classificação das fórmulas infantis

As fórmulas infantis, indicadas para lactentes, podem ser classificadas em conformidade com a faixa etária e com base em necessidades nutricionais específicas.

**É importante ressaltar que as fórmulas se diferem na composição e cabe ao pediatra ou nutricionista prescrever qual a mais indicada para cada situação.**

### 1 - Fórmulas para lactentes saudáveis

**Fórmula infantil de partida**

São fórmulas infantis desenvolvidas para lactentes de 0 a 6 meses de idade, impossibilitados de receberem o leite materno. Apresentam o número 1 no rótulo.

**Benefícios:**

A expressão "fórmula infantil de partida" é usada para descrever uma fórmula que se destina, por si só, a suprir todas as necessidades nutricionais do lactente, durante os primeiros seis meses de idade, e a garantir o crescimento e o desenvolvimento adequado.

**Exemplos:**

Aptamil 1, Enfamil Premium 1, Milupa 1, Nestogeno 1, Nan Pro 1, Nan Comfor 1, Similac 1.

**Fórmula infantil de seguimento**

São fórmulas infantis desenvolvidas para lactentes de 6 meses a 1 ano de idade, quando houver impossibilidade de aleitamento materno. Apresentam o número 2 no rótulo.

**Benefícios:**

Fornecem macro e micronutrientes em quantidades suficientes para um adequado crescimento e desenvolvimento do lactente e prevenção de carências nutricionais.

**Exemplos:**

Aptamil 2, Enfamil Premium 2, Milupa 2, Nestogeno 2, Nan Pro 2, Nan Comfor 2, Similac 2.

**Fórmula de transição**

São fórmulas infantis desenvolvidas para lactentes a partir do 10º mês até o 36º mês.

**Benefícios:**

Atende a necessidades específicas dos lactentes a partir do 10º mês. Além de garantir o crescimento, o desenvolvimento e o estado nutricional adequados, auxilia no combate à introdução precoce do leite de vaca, reduz o risco de anemia, entre outras doenças. Dão continuidade aos benefícios adquiridos no uso de fórmulas infantis de seguimento e preparam o organismo para receber o leite de vaca integral.

**Exemplos:**

Aptamil 3 e Nan Comfor 3.

## 2 - Fórmulas Especiais

Existe uma variedade de fórmulas especiais, que vai ao encontro das diferentes necessidades do lactente. Elas são indicadas para suprir sua alimentação em situações específicas como alergias, cólicas, obstipação, refluxo etc. A escolha da fórmula é extremamente importante, pois ela é responsável por grande parte ou, mesmo, pela totalidade de calorias e nutrientes que o lactente recebe.

### Fórmula infantil para prematuros

**Indicação:**

Para recém-nascidos prematuros e/ou de baixo peso ao nascer.

De acordo com a OMS, o recém-nascido pré-termo é aquele que nasce com menos de 37 semanas de idade gestacional. Ele, de forma geral, apresenta estoques reduzidos de nutrientes, que são preenchidos no último trimestre de gestação, além de imaturidade digestiva, que leva à intolerância alimentar. Os recém-nascidos de peso inferior ao ideal requerem cuidados especiais. Eles são, assim, classificados: – Baixo peso (quando ao nascer têm peso inferior a 2.500g); – Muito baixo peso (abaixo de 1.500g) - Muitíssimo baixo peso (abaixo de 1.000g).

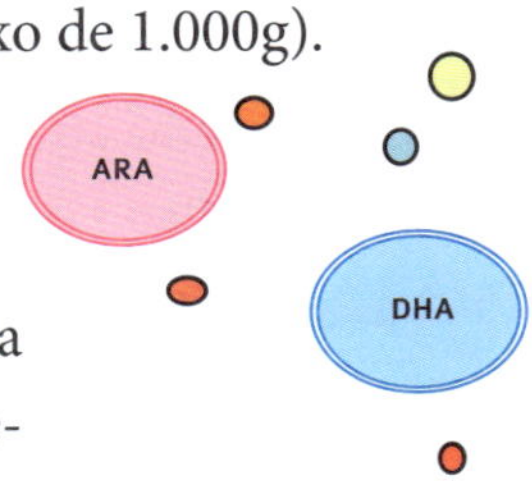


**Benefícios:**

Fornece maior quantidade de energia no mesmo volume – tendo em vista a menor capacidade gástrica do prematuro. Contribui para o rápido crescimento, além do incremento de peso. Contém DHA e ARA, que auxiliam no desenvolvimento cerebral e visual, menores teores de lactose e gordura – triglicérides de cadeia média que são de fácil absorção.

**Exemplos:**

Aptamil Pré, Enfamil Pré Premium, Pré Nan.

## Fórmula infantil para lactentes com distúrbios gastrointestinais leves

**Indicação:**

Lactentes com sinais de desconforto gastrointestinal como cólica e constipação, gases, distensão abdominal, irritabilidade, choro excessivo.

**Benefícios:**

Alívio de cólicas e constipação, em razão de proteínas, parcialmente hidrolisadas, que são mais facilmente digeridas, redução da lactose com menor fermentação, redução de gases e da distensão abdominal, em consequência da presença de um mix de óleos vegetais especiais.

**Exemplos:**

Aptamil Active, Similac Sensitive, Enfamil Gentlease.

## Fórmula infantil antirregurgitação

**Indicação:**

Lactentes com regurgitação e/ou refluxo gastroesofágico. Pode ser oferecida do nascimento até 1 ano.

**Benefícios:**

Nessas fórmulas há substituição de parte da lactose por amido de milho ou arroz pré-gelatinoso ou por goma jataí, que, ao entrarem em contato com o pH ácido do estômago, sofrem processo de gelatinização e reduzem os episódios de vômitos e regurgitação em lactentes saudáveis.

**Exemplos:**

Aptamil AR, Enfamil AR Premium, Nan AR

A intolerância à lactose acontece quando há deficiência ou falta da produção da enzima lactase, responsável por digerir a lactose (açúcar presente na composição do leite). Com isso, a lactose não é absorvida e, ao permanecer no intestino, pode causar dores abdominais, distensão, gases e diarreia. Ela pode surgir em qualquer fase da vida de crianças a adultos.

**Indicação:**

Lactentes com intolerância à lactose (açúcar presente na composição do leite); crianças com diarreia.

**Benefícios:**

Auxiliam a combater a diarreia e a reduzir a intolerância à lactose.

**Exemplos:**

Aptamil sem lactose, Nan sem lactose.

## Fórmula infantil hipoalergênica – fórmula, parcialmente, hidrolisada

**Indicação:**

Lactentes com histórico familiar de alergia. Não são indicadas para tratamento e sim para prevenção.

**Benefícios:**

Redução do risco de manifestações alérgicas.

**Exemplos:**

Aptamil HA, Nan HA.

## 3 - Fórmula infantil à base de proteína isolada de soja

Não é recomendada como a primeira escolha para o tratamento da alergia à proteína do leite de vaca. Sua indicação é para lactentes, acima de 6 meses, com alergia à proteína do leite de vaca, sem comprometimento do trato gastrointestinal, e quando houver reação mediada por IgE. Essa indicação requer atenção, uma vez que grande número de crianças que apresentam alergia ao leite de vaca, mediada por IgE, podem apresentar, também, alergia em relação à soja.

**Benefícios:**

Eficácia e segurança para lactentes com alergia à proteína do leite de vaca, acima de seis meses.

**Exemplos:**

Aptamil soja, Enfamil Soja Premium, Isomil, Nan Soy, Nursoy.

**Observações:**

- A mãe deve estar atenta à escolha da fórmula de soja, porque existem no mercado inúmeros produtos fabricados com extrato de soja, que não são considerados fórmulas, pois não possuem todos os nutrientes em quantidade e qualidade essenciais ao crescimento e ao desenvolvimento dos lactentes menores de um ano.
- Outro questionamento frequente das mães é sobre o uso do leite de cabra. As proteínas do leite de cabra têm mui-

ta semelhança às do leite de vaca: 80% delas podem ser similares. Por isso, a grande maioria dos casos de alergia ao leite de vaca pode ocorrer em relação ao leite de cabra, é o que chamamos de reação cruzada.

- O leite materno exclusivo, nos primeiros seis meses, em relação às fórmulas para crianças saudáveis, diminui a incidência de alergia ao leite de vaca nos dois primeiros anos de vida.
- A mãe só deverá fazer uma dieta de exclusão do leite e derivados se houver reações alérgicas comprovadas no bebê durante o período de amamentação.
- **A criança só deve receber leite de soja com orientação de um profissional especializado.**

## 4 - Fórmula infantil, extensamente, hidrolisada

**COM LACTOSE**

**Indicação:**

**São preconizadas pelos consensos internacionais como a primeira escolha para a maioria dos casos de alergia à proteína do leite de vaca e/ou soja**, com comprometimento do trato gastrointestinal (presença de diarreia e má absorção), principalmente em lactentes com idade inferior a seis meses, com forma IgE mediada.

**Benefícios:**

Eficácia e segurança para lactentes com alergia à proteína do leite de vaca e/ou soja e má absorção. Isenta de lactose.

**Exemplos:**

Alfaré, AlergoMed, Nutramigen, Pregestimil Premium, Pregomim Pepti.

**SEM LACTOSE**

**Indicação:**

Lactentes e crianças que apresentam alergia à proteína do leite de vaca e/ou soja, sem quadro diarreico e sem comprometimento gastrointestinal.

**Benefícios:**

Eficácia e segurança para lactentes com alergia à proteína do leite de vaca e/ou soja.

**Exemplos:**

Aptamil Pepti, Althéra.

### 5 - Fórmulas Infantis à base de aminoácidos

São fórmulas infantis em que a proteína está presente sob a forma de aminoácidos livres.

**Indicação:**

São recomendadas como a primeira opção para lactentes com alto risco de reações anafiláticas ou quando, diante do uso de fórmulas extensamente hidrolisadas, não se obtém a solução dos sintomas.

**Benefícios:**

Garantem a absorção de nutrientes, de forma a favorecer o estado nutricional de lactentes com comprometimento intestinal importante.

**Exemplos:**

AminoMed, Neocate, Puramino, Alfamino.

## 2.6 Recomendações no preparo das fórmulas infantis

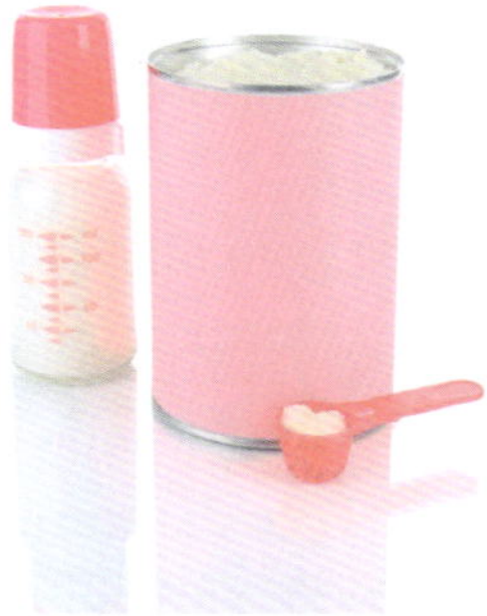


O preparo correto da fórmula infantil é fundamental, tanto para uma nutrição adequada quanto para a prevenção contra doenças.

No preparo, a mãe deve estar bem atenta aos requisitos:

- Água de boa procedência (previamente fervida).
- Diluição correta, isto é, a proporção adequada entre a água e o pó. Siga, rigorosamente, a orientação quanto ao número de colheres-medida, pois a adição de uma quantia a mais ou a menos de colheres-medida pode ser prejudicial à saúde do bebê. Uma preparação muito diluída, isto é, com quantidade menor de pó do que o recomendado poderá acarretar perda de nutrientes e causar a desnutrição.
- Use sempre a colher-medida presente na lata e não a guarde dentro da lata.
- O modo de preparo da maioria dos leites de fórmula é: uma medida rasa de pó para cada 30ml de água morna, previamente fervida.
- As mamadeiras, por razão de higiene, devem ser preparadas instantes antes das mamadas e não com muita antecedência. Convém que a mãe, ao sair com o bebê, leve água fervida em uma garrafa térmica e leite em pó, separado, para preparar a mamadeira o mais próximo possível da hora de servi-la. O leite preparado com muita antecedência pode contaminar-se com micro-organismos.

- Outro cuidado: o leite que sobra da mamadeira deve ser descartado; mesmo quando reaquecido, ele não fica isento de bactérias.
- Não ofereça mamadeira à criança no momento em que dorme e evite as mamadas de madrugada.
- Recomenda-se não engrossar as fórmulas. A composição das fórmulas obedece a dosagens bem-equilibradas. O acréscimo de espessantes (cereais, farinhas) quebra esse equilíbrio e gera desproporção entre os nutrientes, que pode exceder as recomendações de carboidratos e aumentar o risco de sobrepeso e de obesidade.
- Bisfenol – é um componente necessário para a produção do plástico policarbonato, que é usado na fabricação, entre outras coisas, de mamadeiras, embalagens de alimentos, utensílios para a mesa. O problema é que vestígios do bisfenol soltam-se aos poucos do plástico, passando ao alimento e, dessa forma, ao corpo. Como consequência, alguns especialistas e pesquisadores apontam a existência de distúrbios no sistema hormonal e no cérebro, a ocorrência de diabetes e o aumento de risco cancerígeno. A decisão de proibir o uso da substância na composição desses produtos levou em consideração o fato de o sistema de eliminação do BPA pelo corpo humano não ser tão desenvolvido em crianças na faixa etária de 0 a 12 meses. As mamadeiras fabricadas no Brasil ou importadas para uso no país não poderão mais conter a substância Bisfenol A (BPA). Foi publicada em setembro de 2011 a resolução RDC 41/2011 determinando sua proibição em todo o país. A decisão da Anvisa atende ao princípio da precaução e busca proteger as crianças de 0 a 12 meses (ANVISA, 2012).

> Ao oferecer a mamadeira, mantenha contato com o filho. Envolva-o nos braços, para que ele se sinta seguro e amado. Olhe em seus olhos. Converse e cante para que ele sinta a sua presença. É muito importante esse toque de carinho.

### Higienização das mamadeiras

**1ª opção:** coloque a mamadeira, os bicos e as tampas em uma solução de água com hipoclorito de sódio a 2,5% (20 gotas de hipoclorito de sódio a 2,5% para 1 litro de água) e deixe em imersão por 15 minutos.

**2ª opção:** lave bem a mamadeira, o bico e o anel; use detergente neutro, água corrente e escovas próprias para remover todos os resíduos de leite. Após a lavagem, ferva a mamadeira, o bico e o anel durante 15 minutos ou use esterilizador de micro-ondas.

Não enxágue nem enxugue a mamadeira após o processo de higienização. Conserve-a coberta até o momento de reutilizá-la.

## 2.7 Leite de vaca integral

O leite de vaca integral, em todas as suas apresentações (in natura, integral, em pó ou fluido), é aquele que **não sofreu modificação em sua composição**. Fazem parte desse segmento o leite em pó integral, os leites frescos tipo A e B, o leite UHT e os leites denominados longa-vida (WEFFORT, 2009).

Ele não supre todas as necessidades nutricionais da criança, não sendo recomendado para crianças abaixo de um ano de vida, segundo sociedades científicas (Academia Americana de

Pediatria, Sociedade Brasileira de Pediatria, Sociedade Europeia de Gastroenterologia Pediátrica, Hepatologia e Nutrição).

**Sua inadequação para menores de um ano deve-se a vários fatores:**

- A qualidade da gordura – o leite de vaca contém baixos teores de ácidos graxos essenciais como o ácido linoleico (ômega 6) e o linolênico (ômega3) que desempenham papel nas funções das membranas celulares e são muito importantes para o desenvolvimento do sistema nervoso e da retina.
- A quantidade de proteínas – o leite de vaca fornece taxas muito altas de proteínas, o que dificulta sua digestão e sobrecarrega os rins para eliminar o excesso. Por ser proteína estranha ao organismo, pode predispô-lo à ocorrência de alergias, além de causar micro-hemorragias no trato gastrointestinal e levar à perda de sangue oculto e, consequentemente, de ferro. Estudos recentes revelam que o excesso de proteína, nos primeiros anos de vida, pode elevar o risco de obesidade no futuro.
- A quantidade de carboidratos no leite de vaca não é suficiente para o bebê; é necessário o acréscimo de outros açúcares, que são mais prejudiciais à saúde como a sacarose.
- Ferro – a quantidade de ferro é insuficiente, e vários fatores prejudicam a sua absorção. O leite de vaca integral é um dos grandes responsáveis pela alta incidência de anemia ferropriva em menores de 2 anos no Brasil, principalmente quando seu consumo é superior a 700ml por dia, para lactentes entre 1 e 2 anos de idade. A anemia, por deficiência de ferro, pode ter repercussões no desenvolvimento da criança, tanto mental quanto motor.

- Contém baixa quantidade de zinco e baixos níveis de vitaminas D, E e C.
- Apresenta altas taxas de sódio, o que sobrecarrega os rins.

(WEFFORT et al., 2012)

## 2.8 Composto lácteo

Composto lácteo é o produto resultante da mistura do leite com ingredientes para atender a necessidades específicas da criança na primeira infância.

**Indicação:**

Os compostos lácteos são indicados a partir dos 12 meses até os 3 anos de idade. Essa indicação pode estender-se aos 5 anos, período caracterizado por um crescimento e ganho de peso rápidos. Eles contêm proteínas reduzidas e ajustadas em quantidade adequada e baixo teor de sódio. Contêm, ainda, vitamina A, D, C e minerais como ferro, iodo e zinco.

Os compostos lácteos possuem altos níveis de DHA em sua formulação. O DHA é recomendado pela FAO/OMS (Organização das Nações Unidas para a Agricultura e Organização Mundial de Saúde) como suplemento alimentar, porque o ser humano não consegue sintetizar esse nutriente em quantidade suficiente. Ele atua na formação do cérebro e auxilia os neurônios, por exemplo, a responderem mais rapidamente. Seu efeito é de potencializar o desenvolvimento mental, atuando, principalmente, na memória, na concentração e na aprendizagem de crianças até 5 anos. Ele é essencial da gestação aos primeiros 5 anos, de acordo com estudos que revelam que, nesse período, o cérebro alcança 85% do seu desenvolvimento.

Exemplos: **Enfagrow, Ninho fases e Milnutri**

**Entenda a diferença entre leite, fórmula e composto lácteo**

**1 – Leite** – produto natural, composto por enzimas e lactose. O leite tem o cálcio mais biodisponível, ou seja, é absorvido totalmente. É recomendável a partir de 1 ano de idade.

**2 – Fórmula láctea infantil** – é o leite de vaca modificado, com o objetivo de aproximá-lo do leite materno, acrescido de gorduras, sais minerais e vitaminas. É indicado no 1º ano da criança em caso de impossibilidade do aleitamento materno.

**3 – Composto lácteo** – é o produto resultante da mistura do leite reconstituído e/ou derivados de leite com ou sem ingredientes. A base láctea tem que ser de, no mínimo, 51% do total do produto. Pode ser consumido a partir de 1 ano. Não pode ser chamado de leite porque tem outros ingredientes em sua composição.

http://www.diariodasleis.com.br/busca/exibelink.php?numlink=1-77-23-2007-06-12-28 como colocar esta referência?

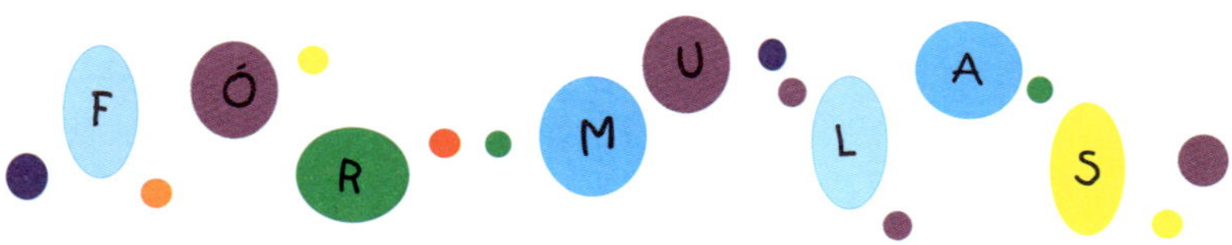

Capítulo 3

# ALIMENTOS COMPLEMENTARES

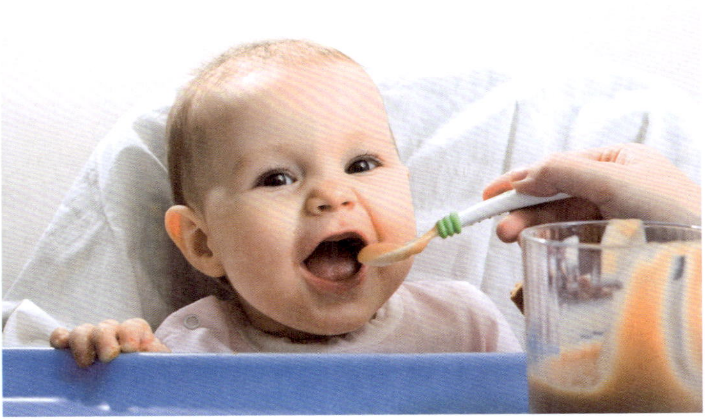
www.shutterstock.com

## 3.1 Introdução

São chamados de alimentos complementares todos os alimentos que o bebê recebe diferentes do leite materno, durante o período de amamentação. Como o próprio nome diz, esses alimentos complementam, mas não substituem o leite materno (MINISTÉRIO DA SAÚDE, 2002a).

É fundamental que a alimentação complementar seja bem--equilibrada, rica em energia e nutrientes que proporcionem um crescimento saudável. Para isso é necessário que, desde o início, ela seja variada, contenha todos os grupos alimentares (cereais, tubérculos, proteínas, leguminosas, hortaliças e frutas), e seja oferecida de forma espessa, de modo que possa garantir a quantidade de calorias de que a criança precisa para ganhar peso e ter saúde.

Alguns alimentos industrializados que contêm sal em excesso, aditivo e conservante artificial não devem ser oferecidos a crianças, porque não são saudáveis. Mesmo que elas tenham preferência por eles (MINISTÉRIO DA SAÚDE, 2002a). Não podemos esquecer que essa é uma fase muito importante para a formação de bons hábitos alimentares.

Mesmo ao receber alimentos complementares é necessário que o bebê continue a ser nutrido com o leite materno até os dois anos de idade ou mais, segundo recomendação da WHO-Working Group on Infant Growth (1995), do Ministério da Saúde (2002a, 2002b, 2005, 2009) e da Sociedade Brasileira de Pediatria (2008a, 2012).

É importante destacar que essa fase de introdução de alimentos complementares apresenta riscos à saúde infantil. A manipulação de alimentos requer plenas condições de higiene no decorrer de toda a fase de preparação. Uma negligência ou ação inadequada pode resultar em contaminação e favorecer a ocorrência de doenças, principalmente diarreicas.

Além disso, se os alimentos introduzidos não forem adequados poderão afetar a saúde e o desenvolvimento da criança e predispô-la a contrair sérios prejuízos a curto, médio e longo prazo.

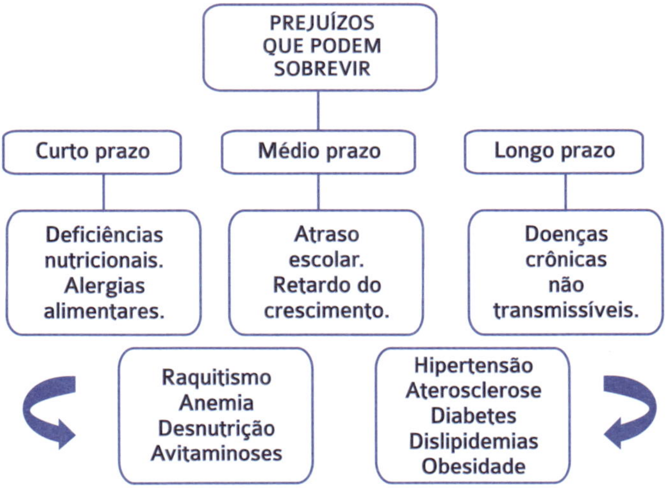


## 3.2 Fases do desenvolvimento infantil e sua influência na alimentação

**? Qual a idade ideal para a introdução dos alimentos complementares?**

**? Qual o tipo e a consistência dos alimentos adequados em cada fase da vida infantil?**

As respostas a essas perguntas supõem alguns conhecimentos essenciais e requerem, primeiramente, algumas explicações, pois em cada etapa do desenvolvimento infantil, ocorrem mudanças na digestão

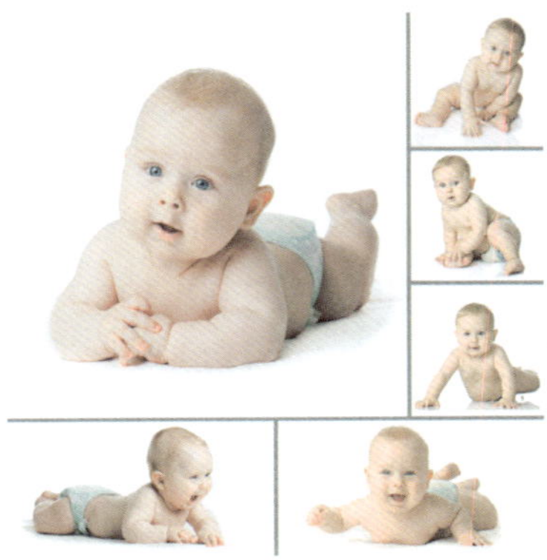

www.shutterstock.com

e na absorção de alimentos, na função renal e no desenvolvimento neurológico. **A introdução de alimentos complementares deve estar sincronizada com o marco do desenvolvimento.** Ao escolher alimentos adequados, a cada fase, os pais garantem o desenvolvimento saudável da criança.

## Fase de 0 a 4 meses:

- Nessa fase as funções digestivas e renais do bebê não estão, plenamente, desenvolvidas.
- O bebê não consegue sustentar o tronco, a cabeça e o pescoço. Isso o expõe ao risco de aspirar os alimentos quando lhe são oferecidos em consistência semissólida.
- Ele não demonstra, também, sinais de fome ou de saciedade.
- Presença do reflexo de protrusão: esse reflexo consiste em o bebê projetar a língua para fora todas as vezes em que for estimulado por qualquer objeto, como uma colher, por exemplo. Muitas mães, por desconhecimento, interpretam essa reação como uma recusa ou expressão de que o bebê não teria gostado do sabor de determinado alimento.

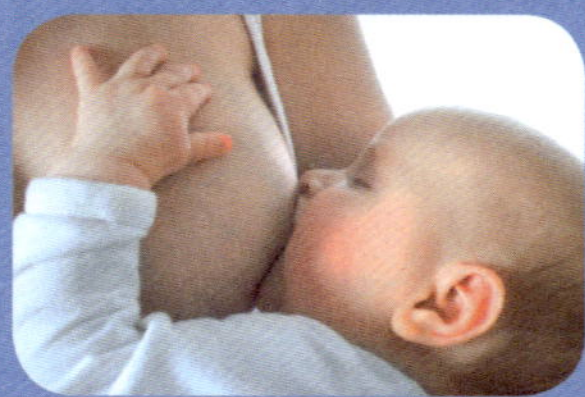



- ✓ O bebê ainda não está preparado para uma alimentação semissólida ou pastosa.
- ✓ Ele deve receber somente alimentação líquida.
- ✓ O ideal é oferecer somente o leite materno.

Na verdade, essa reação corresponde a um ato reflexo, ou seja, à presença do reflexo de protrusão. O desaparecimento desse reflexo se dá por volta dos cinco meses, época em que o bebê está preparado para receber alimentos oferecidos em uma colher.

## Fase de 4 a 6 meses:

- Os movimentos do bebê passam a ser voluntários.
- Ele já retrai a língua para receber os alimentos; desaparece o reflexo de protrusão.
- Suas funções digestivas melhoram com o aumento das enzimas.
- O funcionamento dos rins também evolui.

**Influência na alimentação**

- ✓ Está preparado para iniciar o consumo de alimentos de consistência semissólida ou pastosa.
- ✓ Entretanto, sempre que possível convém alimentá-lo só com leite materno.

- Ele se senta com apoio, pega objetos e os leva à boca.
- Tem controle da cabeça e do pescoço, o que lhe permite aceitar ou recusar o que lhe é oferecido e, assim, demonstrar que está com fome ou saciado.

## Fase de 6 a 12 meses:

- Aparecem os primeiros dentinhos, o que facilita a mastigação.
- Boa evolução dos movimentos de mastigação; é capaz de levar os alimentos com a língua até os dentes de trás e de fechar os lábios com a retirada da colher.
- Tenta alimentar-se com as mãos; utiliza o indicador e o polegar para pegar os alimentos e levá-los à boca.
- A cada fase, as funções digestivas e renais apresentam melhora.

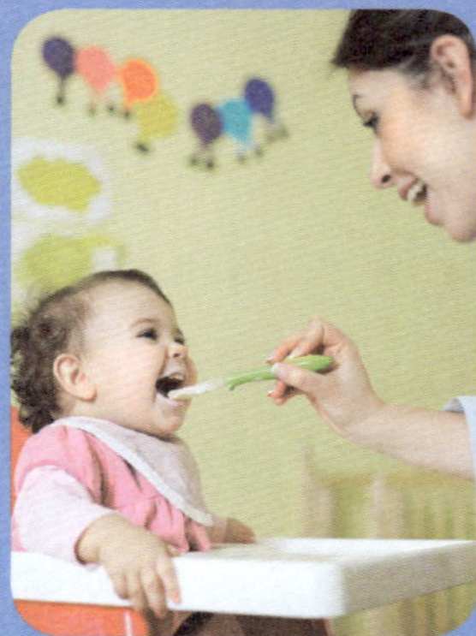



**Influencia na alimentação**

✓ Está preparado para receber alimentação semissólida.

**Introdução das papas**

✓ Os alimentos devem ficar, a cada dia, mais consistentes para que, ao chegar a um ano, possa receber a alimentação da família.

## Fase de 1 a 3 anos:

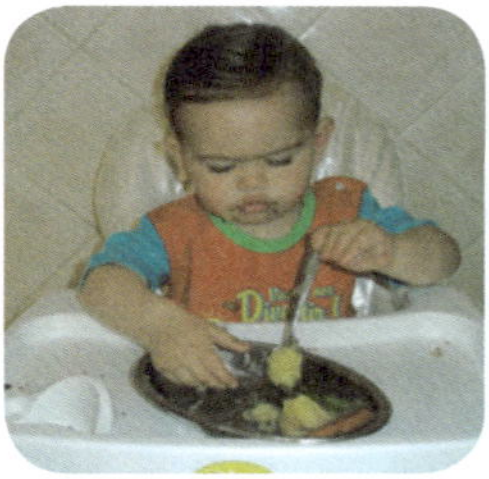

- Grande evolução na função digestiva e renal.
- Melhora acentuada da mastigação.
- Começa a andar sozinho e inicia a fala.

**Influência na alimentação**

- ✓ Gosta de alimentar-se sozinho, o que deve ser estimulado.
- ✓ Melhora sua habilidade com talheres.
- ✓ Tem suas preferências alimentares.
- ✓ Usa a fala para solicitar alimentos e indicar se está com fome ou saciado. Tem interesse pelo aspecto, pela cor, pelo odor e pela textura dos alimentos.

Deve receber a alimentação da família.

Após o conhecimento das fases de desenvolvimento da criança pode-se concluir:

A idade ideal para a introdução de alimentos complementares é a partir do sexto mês de vida.

A partir dos seis meses, ele está apto a mastigar e a engolir alimentos adequados a sua maturidade imunológica, digestiva e renal, dentre outras.

A observação da idade recomendada para a introdução de novos alimentos é muito importante. Quando os alimentos complementares são oferecidos de forma precoce ou tardia, a criança pode correr o risco de adoecer (EUCLYDES, 2005).

## 3.3 Introdução precoce dos alimentos complementares

No dia a dia pode-se observar que muitas mães ficam ansiosas e não veem a hora de oferecer alimentos semissólidos (papas) a seus bebês. Algumas sonham com o preparo de refeições para que os filhos se tornem bebês fofinhos.

Entretanto, a introdução precoce de alimentos antes de seis meses de idade na dieta infantil não é aconselhável, pois o organismo dos bebês, ainda imaturo, pode sofrer consequências indesejáveis:

- Redução do período de aleitamento materno.
- Sobrecarga dos rins, que pode resultar em desidratação. O rim imaturo não tem a capacidade de concentrar a urina para eliminar altas concentrações de solutos provenientes de alguns alimentos.
- Aumento do risco de alergia alimentar e de eczema atópico, o que pode ocorrer em razão da alta permeabilidade do tubo digestivo.
- Aparecimento de infecções intestinais, causadas pela contaminação de alimentos e da água.

- Problemas de saúde, a longo prazo, como sobrepeso, obesidade, hipertensão, diabetes etc.
- Desnutrição, uma ameaça, caso a preparação dos alimentos introduzidos seja muito diluída e a composição nutricional inferior à do leite materno.

## 3.4 Introdução tardia dos alimentos complementares

Muitas mães, quando os bebês recusam alimentos sólidos, após o sexto mês, continuam a lhes oferecer só leite, engrossando-o, muitas vezes, com algum tipo de cereal, o que lhes dá a falsa ideia de que a alimentação esteja completa. A dependência de um único alimento, como o leite, pode levar a um desequilíbrio nutricional. Nessa situação, em que a introdução dos alimentos é tardia (acima de seis meses), a criança fica sem receber outros nutrientes de que necessita e que farão falta a seu desenvolvimento e ao bom funcionamento do organismo.

As consequências podem ser preocupantes:

- Anemia por deficiência de ferro, que pode ter repercussões em seu desenvolvimento, tanto motor como mental; nesse período, o estoque de ferro com que o bebê nasceu começa a diminuir, mas precisa ser reposto, e a alimentação desempenha importante papel preventivo.
- Deficiências de nutrientes que expõem o bebê ao risco de desnutrição.
- Retardo do crescimento.
- Deficiências imunológicas que aumentam os riscos de infecções.

## 3.5 Esquema para a introdução de alimentos no primeiro ano de vida

Na tabela abaixo as mães encontram, didaticamente, informações atualizadas sobre a introdução de alimentos complementares no decorrer do primeiro ano de vida dos bebês.

**Esse esquema é recomendado para crianças que estão na fase de aleitamento materno e para aquelas que estejam recebendo fórmulas infantis.**

**Tabela 3.1 Introdução dos alimentos complementares**

| Faixa etária | Tipo de alimento |
|---|---|
| Até o 6° mês | Leite materno exclusivo. |
| Do 6° ao 24° mês | Leite materno complementado com alimentos sólidos. |
| No 6° mês | Frutas (amassadas ou raspadas).<br>Primeira papa da refeição principal (amassada). |
| Do 7° ao 8° mês | Segunda papa (incluindo ovo inteiro cozido e peixe). |
| Do 9° ao 11° mês | Gradativamente, passar para a refeição da família com ajuste da consistência. |
| No 12° mês | Comida da família (observar adequação). |

Fonte: Sociedade Brasileira de Pediatria, 2012.

## Capítulo 4

# PIRÂMIDE ALIMENTAR

| Níveis Pirâmide | Grupo alimentar | Idade 6 a 11 meses | Idade 1 a 3 anos | Idade pré-escolar e escolar | Adolescentes e adultos |
|---|---|---|---|---|---|
| 1 | Cereais, pães, tubérculos e raízes | 3 | 5 | 5 | 5 a 9 |
| 2 | Verduras e legumes | 3 | 3 | 3 | 4 a 5 |
| | Frutas | 3 | 4 | 3 | 4 a 5 |
| 3 | Leites, queijos e iogurtes | leite materno | 3 | 3 | 3 |
| | Carnes e ovos | 2 | 2 | 2 | 1 a 2 |
| | Feijões | 1 | 1 | 1 | 1 |
| 4 | Óleos e gorduras | 2 | 2 | 1 | 1 a 2 |
| | Açúcar e doces | 0 | 1 | 1 | 1 a 2 |

Fonte: Sociedade Brasileira de Pediatria, 2012.

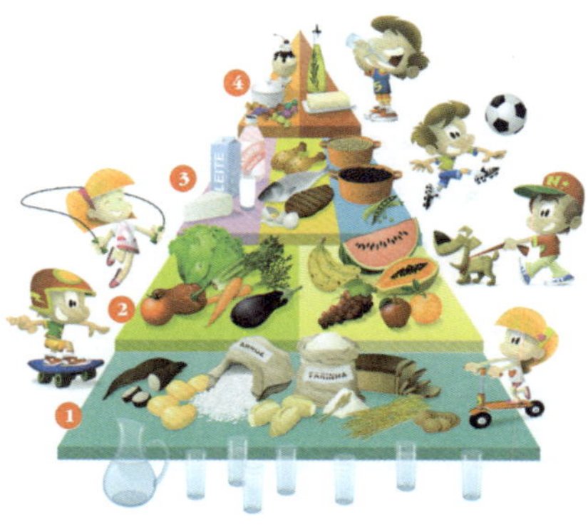

## ? Como alimentar meu filho de maneira equilibrada?

## ? Será que lhe falta algum nutriente?

### 4.1 Introdução

Neste capítulo as mães encontrarão respostas baseadas na **pirâmide alimentar**, que funciona como **um guia** de educação e esclarecimento nutricional.

A pirâmide expõe os grupos alimentares e indica fatores como:

- **proporção e quantidade adequada** de cada alimento;
- **variedade**;
- **substituição** correta por outro alimento do mesmo grupo.

O conhecimento e a aplicação dos conceitos expostos apresentam orientações valiosas que facilitarão o preparo adequado de uma alimentação equilibrada e saudável.

Quando se fala em alimentação balanceada, **a inclusão diária de produtos dos grupos** alimentares e a adequada proporção entre eles torna-se fator fundamental ao desenvolvimento sadio e contínuo das crianças. Bem-alimentadas, elas permanecem menos vulneráveis a doenças.

**As mães devem ficar atentas em relação ao equilíbrio alimentar de seus filhos. Compete a elas avaliar se, no decorrer do dia, as crianças recebem alimentos dos quatro grupos, em**

**porções adequadas, de acordo com a faixa etária, conforme indica a pirâmide alimentar.**

É, também, importante conhecer a distribuição dos macronutrientes.

| Macronutrientes | De 1 a 3 anos | De 4 a 18 anos |
|---|---|---|
| Proteína: | 5 a 20% | 10 a 30% |
| Lipídeo: | 25 a 35% | 30 a 40% |
| Carboidrato: | 45 a 65% | 45 a 65% |

## 4.2 Grupos de alimentos de acordo com a pirâmide

### Carboidratos: pães, cereais, tubérculos e raízes.

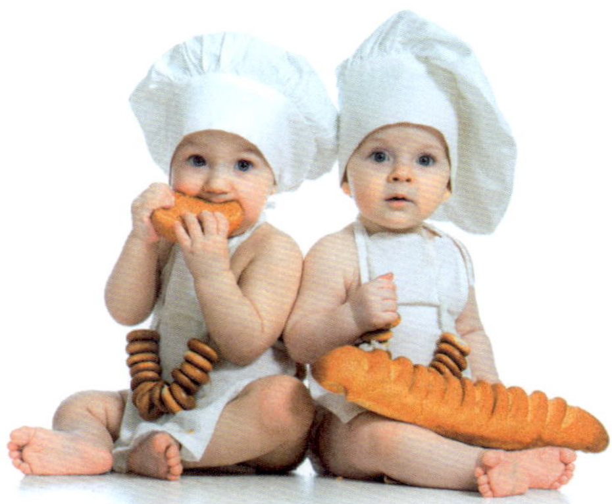

www.shutterstock.com

A base da pirâmide (carboidratos) é a principal fonte de energia do corpo. São os alimentos que devem ser ingeridos em maior quantidade; aparecem no primeiro andar. Eles sustentam atividades como trabalhar, pensar, estudar, praticar atividade física etc. Quando ingeridos em excesso, transformam-se em gordura e ficam estocados no organismo.

Todos, especialmente as crianças, devem ingerir uma quantidade adequada de carboidratos. Eles são responsáveis pelo fornecimento de energia ao corpo e ao cérebro, para as atividades do dia a dia, para os exercícios físicos, inclusive. Aliás, vale lembrar que o cérebro se alimenta exclusivamente de glicose, um tipo de carboidrato, e que uma dieta deficiente em energia pode ser um dos fatores que comprometem o desenvolvimento infantil.

A alimentação saudável deve incluir o consumo de carboidratos em quantidade adequada, cerca de 45% a 65% do total de calorias do dia.

## Existem dois tipos de carboidratos:

**Simples:**

Eles são digeridos e convertidos em glicose rapidamente, e elevam a glicemia em cerca de 20 minutos, mas caem também rapidamente. Deve-se evitar o excesso de consumo desse tipo de carboidratos, pois eles favorecem a ocorrência de doenças crônicas como o diabetes, o aumento dos triglicérides e da obesidade, entre outras.

Exemplos: açúcar simples, refrigerantes, balas, doces, chocolates, mel, frutas, sucos etc.

**Complexos:**

Esse tipo de carboidrato libera energia lentamente, mas por muito tempo. Assim, eles garantem, por um período maior, a glicose para o funcionamento do cérebro. Deve-se priorizar a oferta desses carboidratos.

Exemplos: tubérculos (ex.: batata, batata-doce, mandioca, cará, inhame), massas, arroz, pães e cereais integrais.

Porção diária de carboidrato para crianças de 6 a 11 meses: 3 porções. Para crianças de 1 a 3 anos, pré-escolar, escolar: 5 porções. Para adolescentes: 5 a 9 porções.

Para saber quanto representa uma porção vide tabela 4.4.

## Legumes e verduras

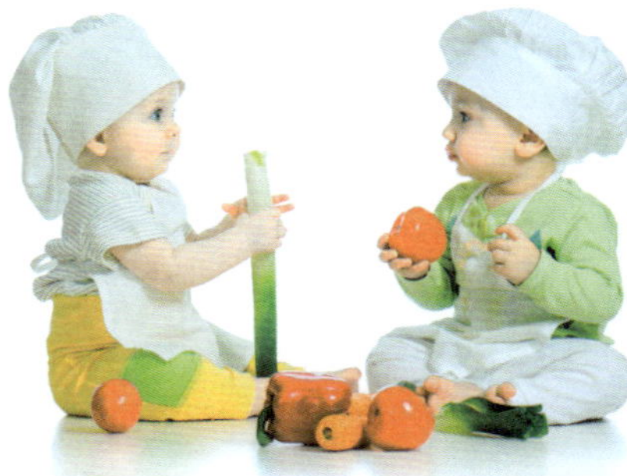
www.shutterstock.com

São fontes de vitaminas, minerais e fibras. Deve-se variar bem os alimentos desse grupo, pois existem diferentes tipos de vitaminas em cada alimento. Exemplos: abóbora, espinafre, almeirão, escarola, quiabo, acelga, repolho, vagem, folhas de beterraba, couve, brócolis, cenoura, abobrinha, couve-flor, tomate etc. As folhas verde-escuras são ricas em ferro, e os legumes de cor alaranjada, ricos em vitamina A.

A porção diária recomendada de legumes e verduras para crianças de 6 meses a 10 anos são 3 porções e para adolescentes 4 porções.

Para se certificar da quantidade correspondente a uma porção, vide tabela 4. 5.

## Frutas

Fornecem vitaminas, minerais e fibras. Exemplos: banana, mamão, manga, pêssego, abacate, caqui, figo, laranja, mexerica, limão, abacaxi, caju, acerola, ma-

racujá, pera, maçã, melancia, melão, ameixa, morango, amora, graviola, goiaba, melancia, kiwi etc.

Porção diária indicada para consumo de frutas para bebês

de 6 meses a 11meses: 3 porções. Crianças de 1 a 3 anos: 4 porções. Crianças de 4 a 10 anos: 3 porções. Adolescentes: 5 porções.

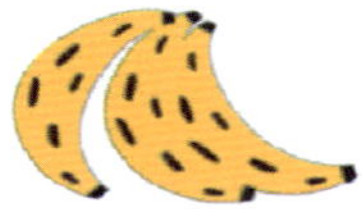

Para conhecimento da quantidade que representa uma porção, vide tabela 4.6.

## Leguminosas

www.shutterstock.com

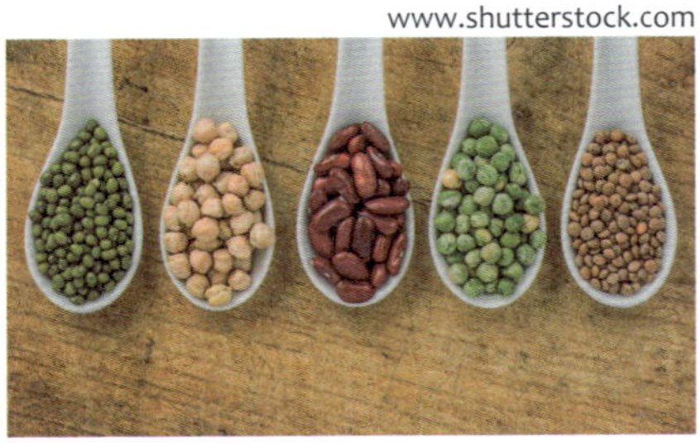

São alimentos ricos em proteínas e fornecem quantidade significativa de carboidratos e ferro. São importantes na alimentação, de modo especial diante da ausência de carne. Exemplos: feijão, soja, ervilha, grão de bico, lentilha. Uma porção desses alimentos corresponde a uma colher de sopa.

As leguminosas, quando combinadas com cereais e um alimento rico em vitamina C, podem ser comparadas ao valor proteico das carnes. Exemplo: arroz, feijão e uma laranja.

Porção diária indicada para consumo de leguminosas para crianças de 6 a 11 meses, de 1 a 3 anos, para pré-escolares, escolares e adolescentes é de 1 porção.

Para se ter segurança sobre a quantidade que representa uma porção, vide tabela 4.9.

## Carnes, miúdos e ovos

Fornecem as proteínas de origem animal. As proteínas são definidas como alimentos construtores. Sua função é formar, manter e promover o crescimento dos tecidos do corpo. Crianças e adolescentes necessitam de uma quantidade adequada de proteínas na alimentação, pois estão em fase de crescimento.

Além de fonte de proteínas, as carnes brancas, vermelhas e os miúdos contêm grande quantidade de ferro, elemento que previne contra a anemia. O ferro contido na carne é de fácil absorção.

O consumo de proteínas com alto teor de gorduras saturadas requer moderação. Exemplos: carne (de peixe, de frango, de boi), fígado de galinha ou de boi, ovos, soja, leite.

Porção diária indicada para consumo de carnes e ovos para crianças de 6 a 11 meses, de 1 a 3 anos, pré-escolar e escolar: 2 porções. Para adolescentes: 1 a 2 porções.

Para se certificar sobre a quantidade que representa uma porção, vide tabela 4.7.

## Leite e derivados

Fornecem proteínas e são fontes de cálcio. Esse grupo tem singular importância na alimentação infantil. São essenciais para o crescimento e a manutenção das células do organismo. Mas devem ser oferecidos em quantidade adequada. No passado, não se conheciam os efeitos negativos da oferta em grande quantidade de proteína durante a infância. Achava-se que quanto mais leite melhor para o crescimento infantil. Estudos recentes apontam a predisposição para a obesidade futura em decorrência da oferta excessiva de proteínas.

Porção diária indicada para consumo de leite e derivados para crianças de 1 a 3 anos, pré-escolar, escolar e adolescentes: 3 porções.

Para se conhecer a quantidade que representa uma porção, vide tabela 4.8.

## Açúcar

Aumenta as calorias das refeições, porém não fornece os nutrientes necessários, mesmo ao saciar a criança. Além disso, seu uso por crianças associa-se a cáries, a excesso de peso, e pode contribuir para a formação de hábitos inadequados. Por isso não é recomendável utilizá-lo no primeiro ano de vida.

Porção diária para crianças de 6 a 11 meses: nenhuma; para crianças de 1 a 3 anos, pré-escolar e escolar: 1 porção. Para adolescentes: 1 a 2 porções.

Para se certificar sobre a quantidade que representa uma porção, vide tabela 4.11.

## Óleo e gorduras

**Óleos** – são líquidos na temperatura ambiente (25ºC) e compostos de triacilgliceróis que contêm grande proporção de ácidos graxos mono e/ou poli-insaturados. Os óleos podem ser de origem vegetal, como soja, milho, girassol, canola, oliva, e de origem animal, como óleo de peixe, geralmente peixe de águas frias (BASSO, 2011).

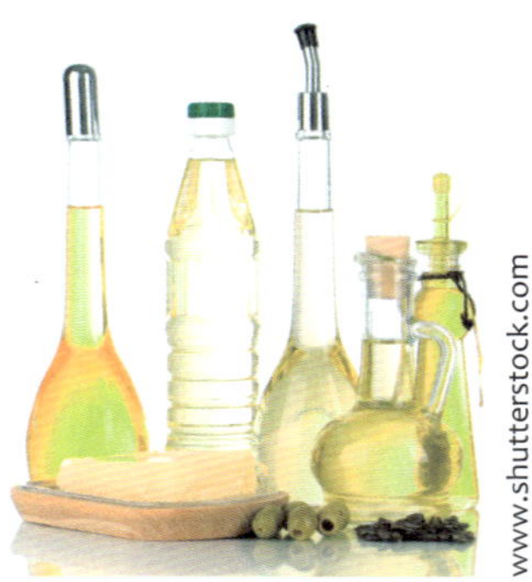

**Gorduras** – são sólidas ou pastosas na temperatura ambiente (25ºC) e compostas de triacilgliceróis que contêm grande proporção de ácidos graxos saturados e ou ácidos graxos insaturados com duplas ligações. As gorduras podem ser de origem animal, como manteiga, sebo de carne de vaca ou porco, e de origem vegetal, como manteiga de cacau, e as hidrogenadas (BASSO, 2011).

Devem ser usadas com moderação. Apresentam elevado teor calórico, mesmo quando utilizadas em pequeno volume. Mas, como são fontes de energia no organismo, devem estar sempre presentes na alimentação de bebês.

No entanto, **a qualidade** da gordura consumida é fundamental, pois é importante para a promoção da saúde e a prevenção de doenças.

## 1 – Gordura saturada

É um tipo de gordura encontrado, principalmente, em produtos de origem animal e que, em temperatura ambiente, se apresenta em estado sólido. Não há ligação dupla entre os átomos de carbono. Os ácidos ficam saturados com hidrogênio. A redução das gorduras saturadas tem sido recomendada para a redução do colesterol-LDL.

Efeitos: aumentam a glicemia, o colesterol-LDL, os triglicérides e diminuem o HDL-colesterol.

**Fontes:** carne vermelha gorda, frituras, maionese, creme de leite, manteiga, banha, bacon, toucinho, embutidos (salame, presunto, muçarela, linguiça, salsicha), chocolates, *chantilly*, queijos gordurosos, pele de aves.

## 2 – Gordura trans

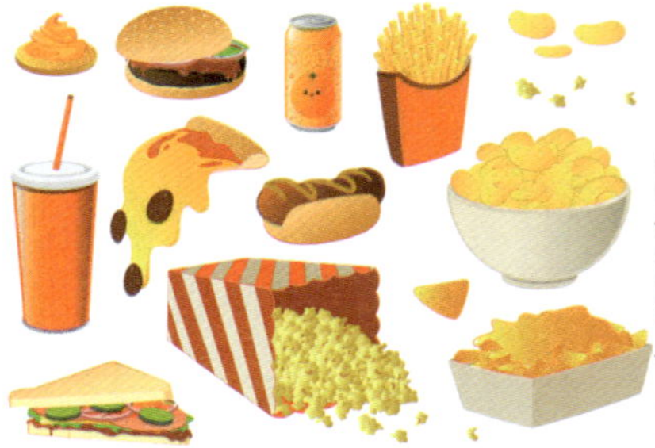

www.shutterstock.com

É o nome dado à gordura vegetal que passa por um processo de hidrogenação natural ou industrial, isto é, que converte óleos líquidos em gorduras sólidas ou semissólidas, com o objetivo de melhorar as características dos alimentos – sabor e consistência – e aumentar a validade dos produtos.

Dessa forma, a gordura trans, cada vez mais presente na alimentação atual, é prejudicial à saúde (SATO, 2009).

Acreditava-se que, por ser de origem vegetal, a gordura trans ofereceria menos riscos à saúde. Mas, atualmente, sabe-se que ela é mais nociva que a gordura saturada, ou seja, oferece riscos de obstruir vasos sanguíneos e, em consequência, doenças cardiovasculares. **Ela aumenta o nível do LDL-colesterol, a taxa de triglicérides e diminui o HDL-colesterol**.

O Ministério da Saúde determinou que é aceitável consumir até 2g de gordura trans por dia. Desde 2006, a Agência Nacional de Vigilância Sanitária (Anvisa) obriga todos os fabricantes a indicarem no rótulo a quantidade de gordura trans presente nos alimentos. A Anvisa determinou que, quando uma porção do alimento possuir até 0,2% de gordura trans, o rótulo pode dizer que o produto não tem gordura trans. Mas, cuidado, pois a embalagem pode trazer dados referentes a uma porção, dependendo do número de porções que a criança consumir pode ultrapassar os 2g recomendadas por dia (SATO, 2009).

**Alimentos que apresentam elevado teor de gordura trans:**

Sorvetes, bolachas recheadas, maionese, cremes para sobremesas, *cookies*, pastel, pão, *donuts*, frango frito, batata frita e outras frituras, alimentos de *fast-food*, biscoitos (todos, os tipos água e sal, inclusive), margarina (as mais duras e amareladas), pipoca de micro-ondas, massas folhadas, bolo industrializado, salgadinhos de pacote, sopas e cremes industrializados, pratos congelados, chocolate em barra e bombons (SBP, 2012).

## 3 – Gorduras monoinsaturadas

São ácidos graxos com uma ligação dupla na molécula. É considerada uma gordura de boa qualidade para o organismo humano. Atua na manutenção da integridade das membranas das células; estimula o aumento dos níveis do HDL-colesterol e diminuem o LDL-colesterol, possui ação antioxidante.

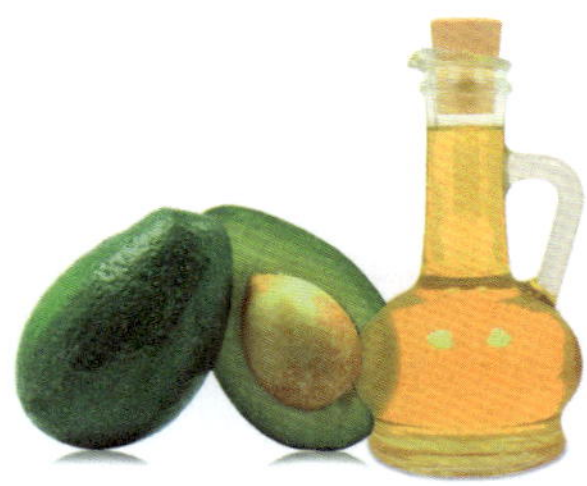


Fontes: abacate, azeite, óleo de canola, amendoim, nozes.

## 4 – Gorduras poli-insaturadas (LC-PUFAs)

Os ácidos graxos essenciais, ômega 3 e ômega 6, não são produzidos no organismo e sim fornecidos pela alimentação. Após a ingestão, eles sofrem uma série de reações e dão origem aos ácidos graxos poli-insaturados de cadeia muito longa: DHA (docosahexaenoico) e ARA (araquidônico).

Os lipídeos têm grande importância para o desenvolvimento cerebral infantil, visto que até os cinco anos de idade o cérebro cresce 85% e eles representam 50 a 60% do peso seco do cérebro. O DHA e ARA representam de 15 a 20% dos lipídeos do cérebro. Por isso, é importante a presença desses ácidos na alimentação infantil. Outras funções importantes: atua na estrutura da retina, mantém bom perfil de colesterol e triglicérides e participa do equilíbrio imunológico (SILVA et al.; OLIVEIRA, 2012).

**Fontes:** O leite materno provê quantidades adequadas desses ácidos.

Outras fontes: peixes marinhos de água fria (salmão, sardinha, pescada, porquinho, manjuba), semente de linhaça, nozes, óleo de soja e canola, fórmulas infantis enriquecidas e outros alimentos enriquecidos.

Porção diária recomendada de óleos e gorduras para crianças de 6 meses a 3 anos de idade: 2 porções. Para pré-escolar e escolar: 1 porção. Para adolescentes: 1 a 2 porções.

## 4.3 Quantidade de alimentos que representa uma porção

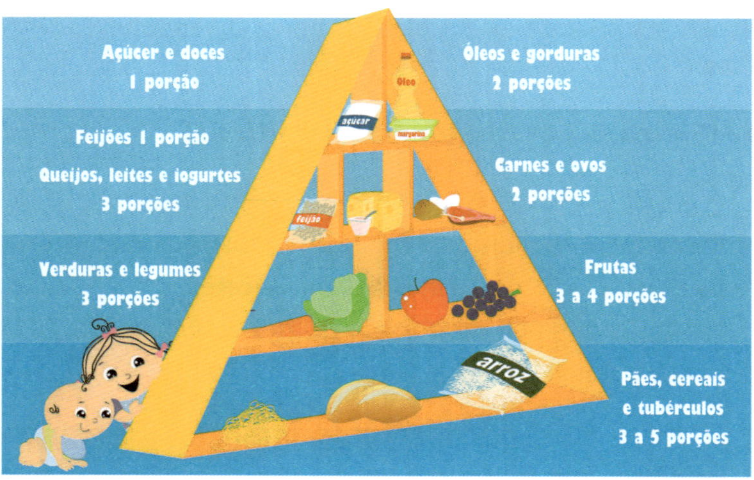
Açúcar e doces
1 porção
Óleos e gorduras
2 porções
Feijões 1 porção
Queijos, leites e iogurtes
3 porções
Carnes e ovos
2 porções
Verduras e legumes
3 porções
Frutas
3 a 4 porções
arroz
Pães, cereais
e tubérculos
3 a 5 porções

**Porção:** é a quantidade média de alimento que deve ser, usualmente, consumida por pessoas sadias, para a obtenção de uma alimentação saudável.

É muito importante que os pais ou responsáveis pela alimentação infantil tenham conhecimento da quantidade de alimentos que representa uma porção. Desse modo, pode-se evitar o excesso ou a baixa ingestão de nutrientes.

**Tabela 4.4 Cereais, arroz, pães e massas**

| Alimento | Medida caseira | Peso |
|---|---|---|
| Arroz branco cozido | 2 colheres de sopa | 62g |
| Batata cozida | 1 unidade | 88g |
| Mandioca cozida | 2 colheres de sopa | 48g |
| Pão francês | ½ unidade | 25g |
| Biscoito cream-craker | 3 unidades | 16g |
| Biscoito maisena | 4 unidades | 20g |
| Aveia em flocos | 2 colheres de sopa | 18g |

**Tabela 4.5 Hortaliças**

| Alimento | Medida caseira | Peso |
|---|---|---|
| Beterraba crua ralada | 1 colher de sopa | 21g |
| Cenoura crua | 1 colher de sopa | 20g |
| Chuchu cozido | 1 colher de sopa | 28g |
| Couve manteiga cozida | 1 colher de sopa | 21g |
| Alface | 8 folhas | 64g |
| Brócolis cozido | 2 colheres de sopa | 27g |

**Tabela 4.6 Frutas**

| Alimento | Medida caseira | Peso |
|---|---|---|
| Banana-prata média | ½ unidade | 40g |
| Maçã média | ½ unidade | 60g |
| Laranja-lima ou pera | 1 unidade | 75g |
| Morango | 9 unidades | 115g |
| Ameixa vermelha | 2 unidades | 70g |
| Ameixa-preta | 2 unidades | 15g |
| Pera média | ½ unidade | 66g |
| Kiwi | 1 unidade | 60g |
| Mamão papaya pequeno | ½ unidade | 135g |
| Goiaba vermelha | ½ unidade | 85g |

**Tabela 4.7 Carnes e ovos**

| Alimento | Medida caseira | Peso |
|---|---|---|
| Carne de boi cozida ou assada | ½ fatia | 26g |
| Filé de frango grelhado | ½ unidade | 33g |
| Sobrecoxa de frango cozida | ½ unidade | 37g |
| Ovo cozido | 1 unidade | 50g |

**Tabela 4.8 Leite e derivados**

| Alimento | Medida caseira | Peso |
|---|---|---|
| Leite de vaca fluido | 1 xícara de chá | 182g |
| Leite em pó | 2 colheres de sopa | 30g |
| Iogurte de polpa de frutas | 1 pote | 130g |
| Bebida láctea | 1 pote | 120g |
| Queijo minas | 2 fatias | 50g |
| Queijo prato | 2 fatias | 40g |
| Queijo muçarela | 3 fatias | 45g |

**Tabela 4.9 Leguminosas**

| Alimento | Medida caseira | Peso |
|---|---|---|
| Feijão cozido | 1 colher de sopa | 26g |
| Lentilha cozida | ½ colher de sopa | 18g |
| Ervilha cozida | 1 colher de sopa | 24g |
| Grão-de-bico cozido | 1 colher de sopa | 12g |

**Tabela 4.10 Óleos e gorduras**

| Alimento | Medida caseira | Peso |
|---|---|---|
| Azeite de oliva | 1 colher de sobremesa | 4g |
| Óleo de soja ou canola ou milho ou girassol | 1 colher de sobremesa | 4g |
| Margarina ou manteiga | 1 colher de sobremesa | 4g |

**Tabela 4.11 Açúcares e doces – após 1 ano de idade**

| Alimento | Medida caseira | Peso |
|---|---|---|
| Açúcar refinado | 1 colher de sopa | 14g |
| Açúcar mascavo | 1 colher de sopa | 18g |
| Açúcar cristal | 3 colheres de chá | 15g |
| Geleia | 2 colheres de sobremesa | 23g |

Sociedade Brasileira de Pediatria, 2012.

## Capítulo 5

# VITAMINAS E MINERAIS

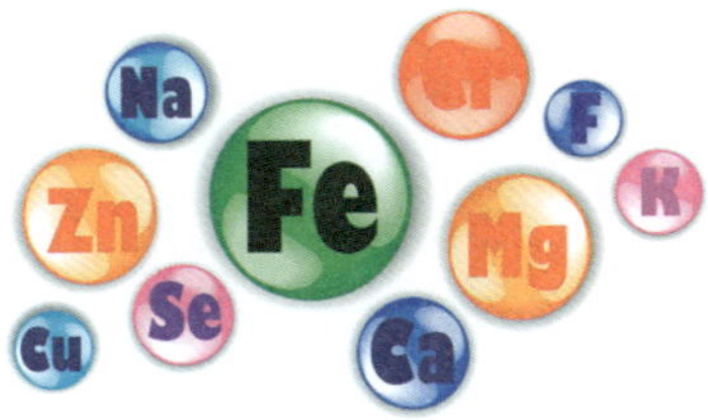


www.shutterstock.com

As vitaminas complementam, valiosamente, a alimentação infantil. Encontradas em uma grande variedade de alimentos, elas suprem as necessidades do sistema imunológico humano, contribuem para a higidez da pele e dos cabelos, influenciam o equilíbrio hormonal e exercem várias outras funções. É fundamental que elas estejam presentes na alimentação diária, principalmente porque, em sua maioria, não são sintetizadas pelo organismo. Caso a alimentação infantil, especialmente nos primeiros anos de vida, seja deficiente em vitaminas, é necessário acrescentá-las sob a forma medicamentosa, mas sempre de acordo com orientação médica.

As vitaminas podem ser classificadas, de acordo com sua solubilidade, em:

Hidrossolúveis – (solúveis em água) vitamina C (ácido ascórbico) e vitaminas do complexo B.

Lipossolúveis – (solúveis em gorduras) vitaminas A, D, E, K.

## Vitamina A

Indispensável para a visão, previne contra a cegueira noturna. Intervém no funcionamento do sistema imunológico, evita doenças como resfriados e gripes, comuns na fase infantil. É extremamente necessária ao crescimento ósseo e ao dos demais tecidos, pois age sobre a síntese proteica e sobre a estabilidade das membranas celulares.

Melhora a aparência da pele e do cabelo. O betacaroteno (provitamina A) atua como antioxidante (substância que impede ou dificulta reações de oxidação) e neutraliza os radicais livres (subprodutos do metabolismo normal das células).

A vitamina A origina-se de dois grupos: os carotenoides ou provitamina A, provenientes dos alimentos de origem vegetal, e o retinol ou vitamina A pré-formada, existentes nos alimentos de origem animal.

**Deficiência:** atraso do crescimento, queda da imunidade, alterações no trato gastrointestinal, urinário e respiratório (causados por mudanças nas membranas), sequidão da pele, **xeroftalmia** ou **olho seco**, que é uma doença caracterizada pela não produção de lágrimas e por dificuldades de visão, principalmente durante a noite.

**Fontes:**

**Vitamina A pré-formada** (proveniente de alimentos de origem animal): fígado, rim, gema de ovo, manteiga, leite integral, queijos, creme de leite, óleo de fígado de peixes.

**Provitamina A** (o betacaroteno é proveniente de alimentos de origem vegetal): hortaliças e frutas de cor alaranjada, como cenoura, abóbora, mamão, manga, caju; vegetais de folhas verde-escuras, como agrião, almeirão, couve, espinafre, mostarda.

**Recomendações:**

De 6 a 12 meses: 500mcg.

De 1 a 3 anos: 300mcg.

De 4 a 8 anos: 400mcg.

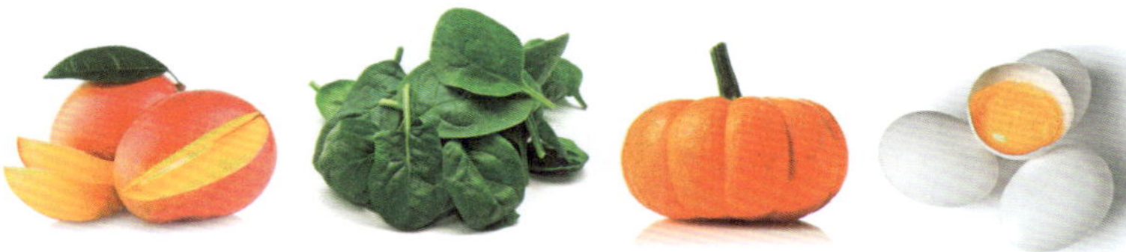

www.shutterstock.com

## Vitamina B1

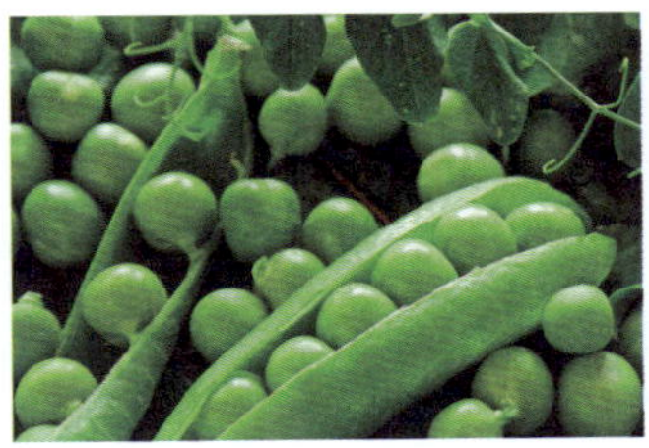

www.shutterstock.com

Essa vitamina do complexo B, também chamada de tiamina, é de fundamental importância para o cérebro. Ela favorece o funcionamento normal do tecido nervoso e colabora para a fabricação de neurotransmissores, aquelas substâncias que interferem no humor.

É também importante para a produção de energia, para o crescimento e para a manutenção da digestão e do apetite.

**Deficiência:** fadiga, estresse, depressão, perda de apetite, retardo do crescimento, beribéri, polineurite, edema.

**Fontes:** Fígado, gema de ovo, castanha de caju, castanha-do-pará, amendoim, ervilha, feijão, avelã, nozes, amêndoas, frango, carne bovina, aveia em flocos.

**Recomendações:**

De 6 a 12 meses: 0,3mg.

De 1 a 3 anos: 0,5mg;

De 4 a 8 anos: 0,6mg.

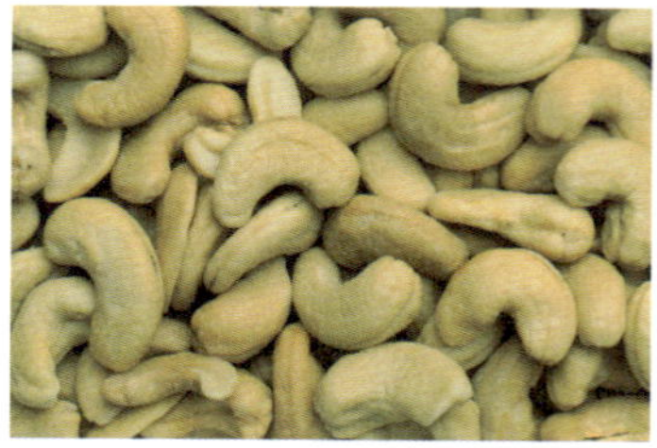

www.shutterstock.com

## Vitamina B2

A vitamina B2 (riboflavina) é muito importante para o crescimento; auxilia na produção de energia, na formação de certas enzimas e na oxidação celular.

Age na formação de hemácias e atua na atividade reguladora das enzimas da tireoide.

**Deficiências:** comprometimento do crescimento, cansaço, debilidade, anemia, queilose (lesões nos cantos dos lábios), estomatite, glossite (inflamação da língua), atrofia da pele, dermatite seborreica, fotofobia, lacrimejamento e lesões dos olhos.

**Fontes:** Leite e derivados, carne bovina, ovo, fígado, frango, peixe, ervilha, feijão, amêndoas, couve, espinafre.

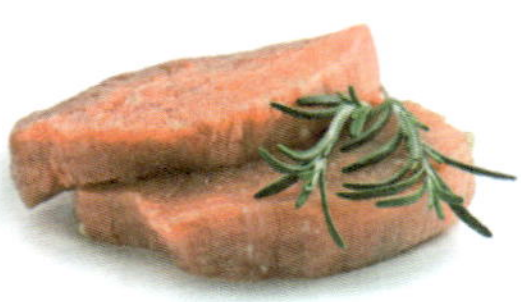

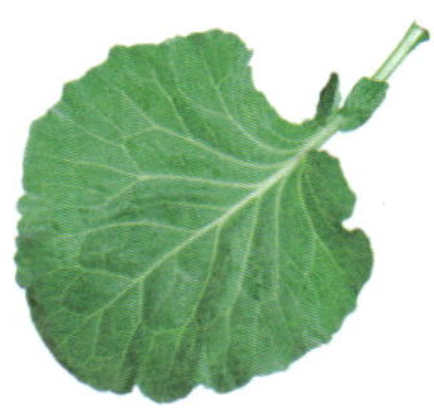

www.shutterstock.com

**Recomendações:**

De 6 a 12 meses: 0,4mg.

De 1 a 3 anos: 0,5mg.

De 4 a 8 anos: 0,6mg.

## Vitamina B6

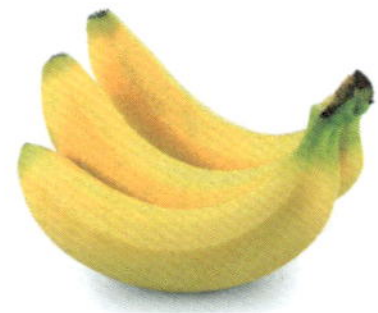

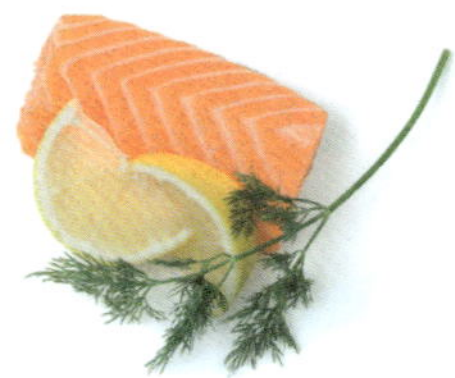

www.shutterstock.com

A vitamina B6 ou piridoxina é importante no metabolismo dos carboidratos, proteínas e gorduras. Estudos demonstram sua importância para a composição de alguns neurotransmissores, como a serotonina, que tem relação com a sensação de bem-estar, e para o metabolismo do sistema nervoso central. Ela atua também na produção da hemoglobina, que previne a anemia.

**Deficiência:** lesões de pele (como dermatites em volta da boca e dos olhos). Em crianças é comum causar irritabilidade, perda de apetite e anemia. Pode, também, ocasionar neurite periférica.

**Fontes:** carnes, vísceras, salmão, leite e derivados, banana, manga, amêndoa, castanha de caju, nozes, batata, aveia, germe de trigo, cereais integrais.

**Recomendações:**

De 6 a 12 meses: 0,3mg.

De 1 a 3 anos: 0,5mg.

De 4 a 8 anos: 0,6mg.

## Ácido fólico

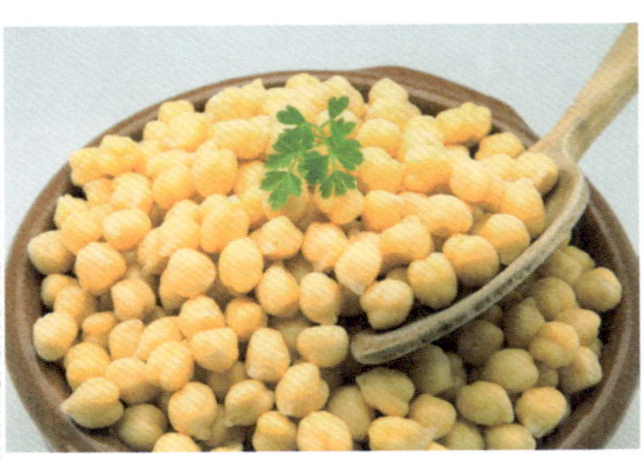

www.shutterstock.com

Uma de suas principais funções é a participação na formação das hemácias, os glóbulos vermelhos. Sua deficiência, assim como a da vitamina B12, causa a anemia megaloblástica. Sua

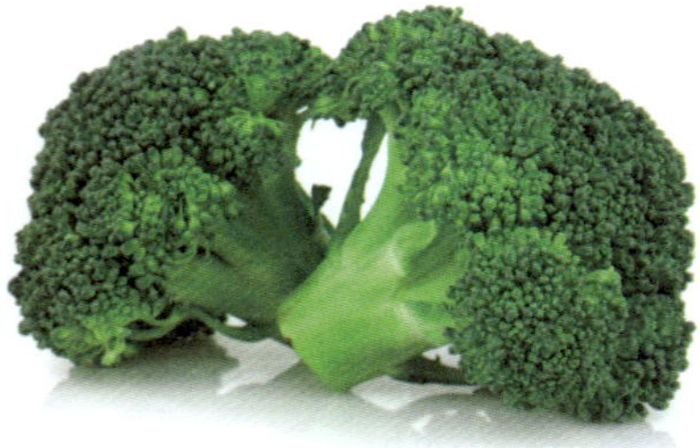

falta reduz o oxigênio circulante e, em consequência, provoca cansaço e desânimo. Ele é, também, apontado como protetor da saúde cardiovascular e, ainda, participa do metabolismo das proteínas e aminoácidos.

**Deficiências:** cansaço, desânimo, anemia megaloblástica, glossite e distúrbios gastrintestinais.

**Fontes:** grão-de-bico, feijão, brócolis, espinafre, almeirão, aspargo, aveia em flocos, carne bovina, fígado, leveduras e cereais integrais. O leite materno fornece uma quantidade suficiente para a criança em desenvolvimento. Já o leite de vaca é pobre e, no de cabra, é extremamente baixo o teor de folatos.

**Recomendações:**

De 6 a 12 meses: 80mcg.

De 1 a 3 anos: 150mcg.

De 4 a 8 anos: 200mcg.

## Vitamina B12



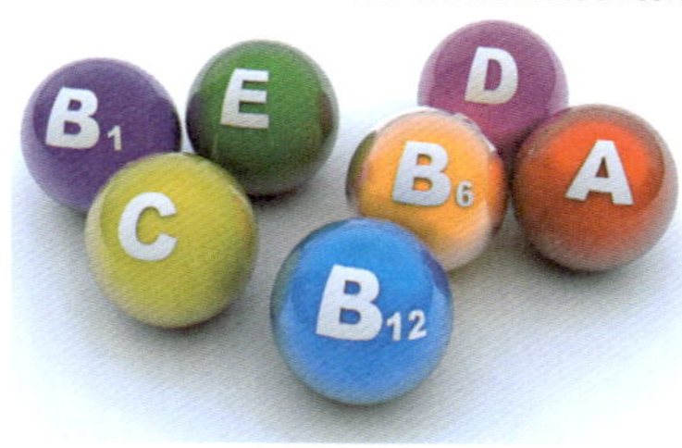


A vitamina B12 é essencial na produção das hemácias, células vermelhas do sangue, e para a prevenção da anemia. É também importante para a formação da bainha de mielina (substância que reveste os nervos); favorece o funcionamento do cérebro e melhora a concentração. Contribui para a biossíntese dos ácidos nucleicos

(DNA e RNA – ácidos que compõem o núcleo das células) e de nucleoproteínas.

Os vegetarianos precisam da suplementação dessa vitamina, contida em maior quantidade nos alimentos de origem animal.

**Deficiências:** problemas de pele, falta de apetite, diarreia, anemia megaloblástica, debilidade, perda de peso, deterioração neurológica.

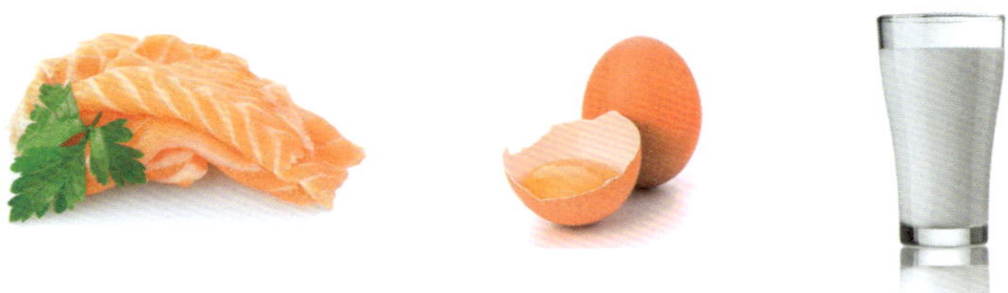

www.shutterstock.com

**Fontes:** vísceras (como fígado e rim), ovo, peixe, carnes, leite, queijo, iogurte.

**Recomendações:**

De 6 a 12 meses: 0,5mcg.

De 1 a 3 anos: 0,9mcg.

De 4 a 8 anos: 1,2mcg.

## Vitamina C

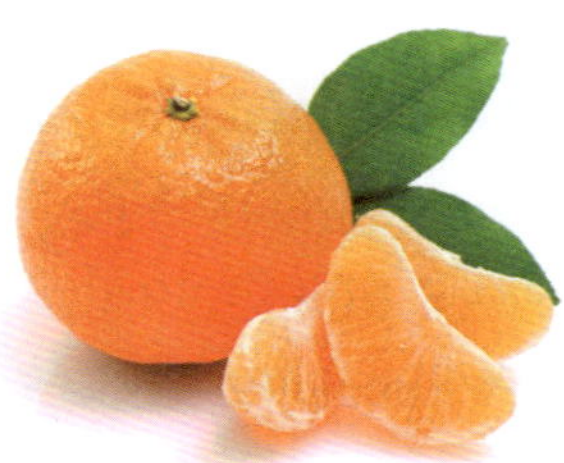

www.shutterstock.com

Várias são as funções da vitamina C (ácido ascórbico) no organismo. Ela fornece proteção à membrana celular, auxilia na absorção de ferro e na proteção do sistema imunológico, previne processos infecciosos, principalmente em crianças. Sua função antioxidante (substância que impede reações de oxidação) tem sido, também, apon-

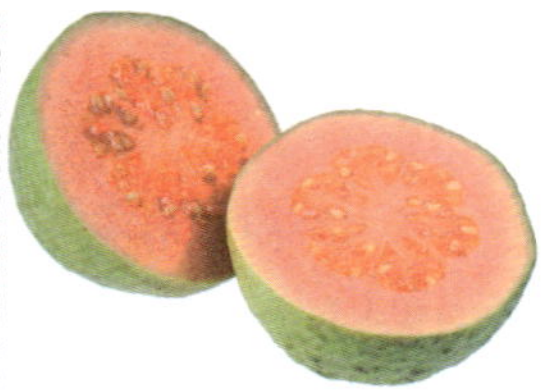
www.shutterstock.com

tada como eficaz para a manutenção das células. Fundamental para o crescimento, atua na formação de ossos e dentes, além de favorecer a cicatrização de ferimentos. É uma vitamina hidrossolúvel: o organismo utiliza a quantidade que necessita e elimina o excesso. Quando submetida a altas temperaturas por longo período é destruída.

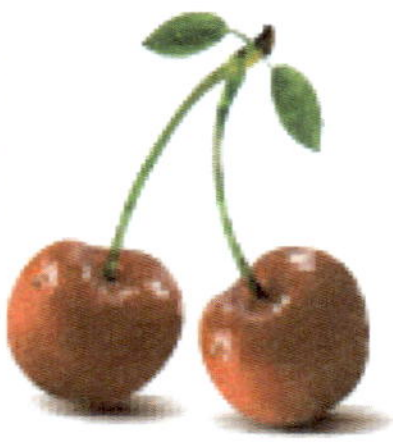
www.shutterstock.com

**Deficiências:** menor resistência a infecções, sensibilidade nas articulações e inchaço, fraqueza, perda de apetite, anemia, inflamação das gengivas com sangramento, escorbuto (alterações na estrutura da pele, dentes, vasos sanguíneos, membranas mucosas e sangramento na pele).

**Fontes:** goiaba, kiwi, acerola, pimentão, laranja, limão, couve, espinafre, mamão, melão, tomate.

**Recomendações:**

De 6 a 12 meses: 50mg.

De 1 a 3 anos: 5mg.

De 4 a 8 anos: 25mg.

## Vitamina D

A vitamina D é extremamente importante para a manutenção da saúde dos ossos e dos dentes, pois tem a função de manter a concentração sérica de cálcio e fósforo em níveis adequados para permitir a mineralização óssea. Ela é encontrada em poucos alimentos, mas o próprio organismo humano é capaz de produzi-la após a exposição solar.

Pesquisas revelam, ainda, que a vitamina D atua contra alguns tipos de tumor e é essencial na produção das células de defesa, além de promover o crescimento.

**Fatores de risco que interferem na absorção da vitamina D:**

- Deficiência materna na gestação.
- Não exposição ao sol.
- Viver em altitudes elevadas.
- Residir em áreas urbanas poluídas, em prédios que dificultam a exposição ao sol.
- Pigmentação cutânea escura.
- Uso frequente e diário de protetor solar.
- Uso de alguns anticonvulsivantes.

Quando a criança se enquadra em alguma dessas situações, recomenda-se a suplementação da vitamina D com cerca de 400 a 500 UI.

**Fontes:** a principal, 80%, provém da ação dos raios solares ultravioleta na pele (D3 colecalciferol). Outras fontes: leite, iogurte, queijo, ovo, salmão, carne bovina, fígado.

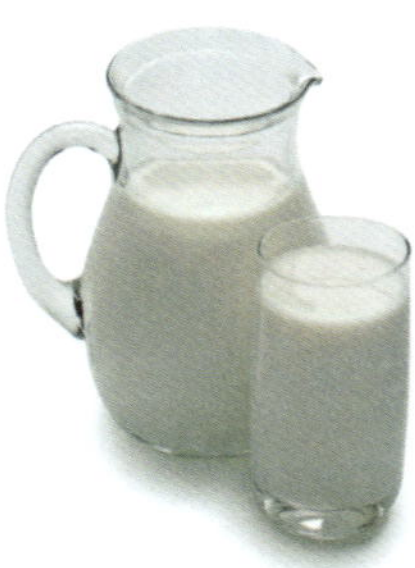

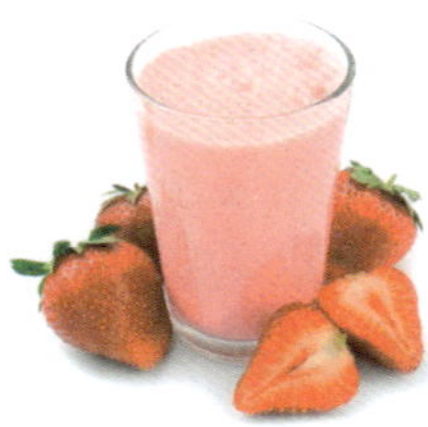

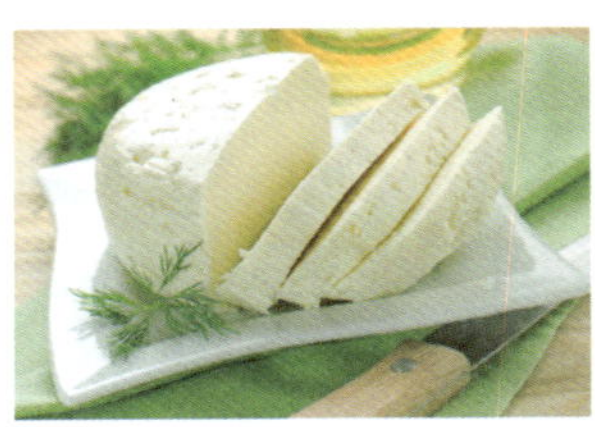

www.shutterstock.com

**Exposição solar**

**30 minutos semanais** apenas com fralda

ou

**duas horas semanais** (17 minutos por dia) com exposição de pés, mãos e rosto.

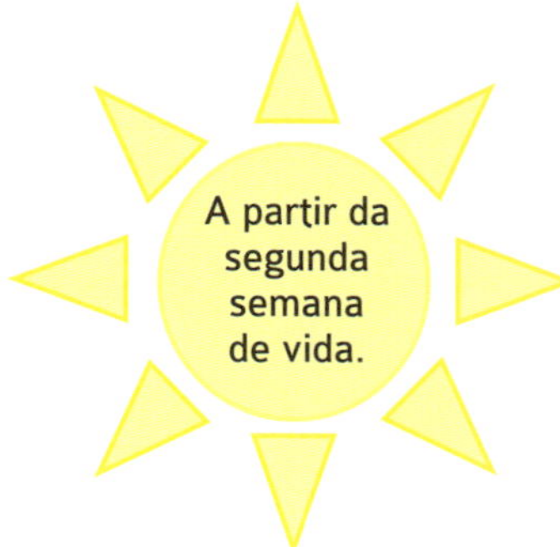


**Deficiências:** Na infância, a deficiência clássica é o raquitismo – uma doença generalizada do tecido ósseo em crescimento, no qual ocorre uma mineralização inadequada da matriz óssea.

Alterações clínicas que podem ser observadas no raquitismo: fronte olímpica, fontanela ampla, rosário raquítico, escoliose, joelho valgo ou varo, atraso no aparecimento da dentição, sudorese, estridor laríngeo, redução da velocidade de crescimento, infecções respiratórias de repetição.

Segundo a Sociedade Brasileira de Pediatria (2012), é recomendada a suplementação de vitamina D 400 UI/dia até os 18 meses.

Situações em que não há necessidade de suplementação da vitamina D:

Lactentes em aleitamento materno **com exposição regular ao sol**;

Lactentes que recebem pelo menos 500ml/dia de fórmula infantil.

**Recomendações diárias de vitamina D UI/dia**

0 a 6 meses: 400;

6 a 12 meses: 400;

1 a 3 anos: 600;

4 a 8 anos: 600;

9 a 18 anos: 600.

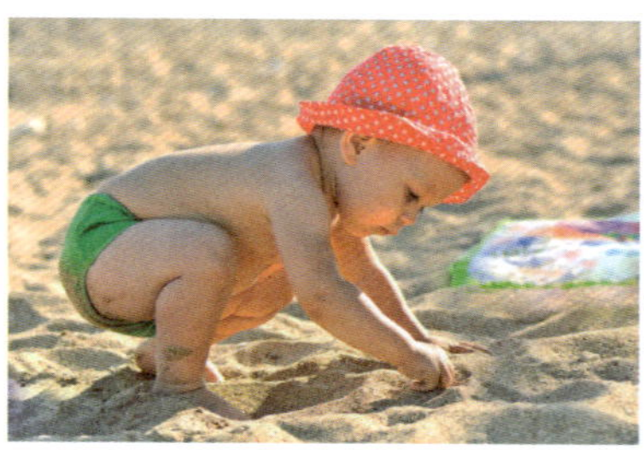

www.shutterstock.com

## Vitamina E

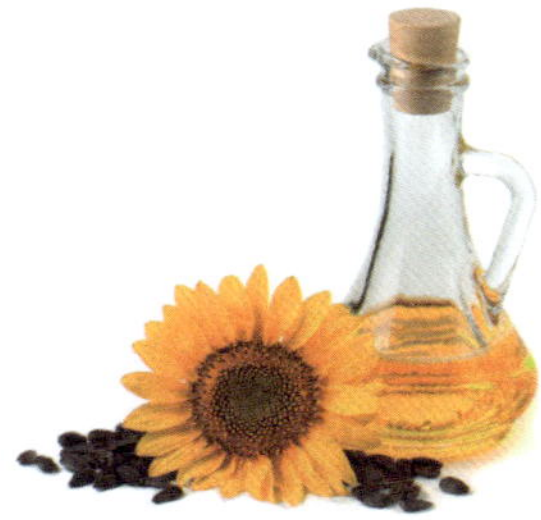
www.shutterstock.com

Ela age como antioxidante para proteger as membranas celulares, ou seja, trata-se de uma substância capaz de proteger as células da ação de moléculas conhecidas como radicais livres. Tem-se sugerido que a vitamina E pode ser útil na prevenção de certos cânceres. É essencial para a formação das hemácias, músculos e outros tecidos.

Auxilia no metabolismo das gorduras e conserva os tecidos do corpo. Há, também, evidências quanto à influência da vitamina E no fortalecimento do sistema imunológico, prevenindo-o de diversas doenças, respiratórias inclusive.

**Deficiências:** O quadro clínico de carência é caracterizado por alterações neurológicas progressivas e anemia hemolítica (ruptura das hemácias).

Os recém-nascidos de muito baixo peso e prematuros são mais suscetíveis, pois possuem baixa reserva. Podem apresentar: edema de membros, agitação, desconforto respiratório e anemia hemolítica. A composição do leite materno e das fórmulas infantis suprem as necessidades desses bebês.

**Fontes:** amêndoa, gérmen de trigo, avelã, nozes, óleos vegetais (girassol, soja, milho), amendoim, vegetais verdes folhosos, abacate, gema de ovo, gordura do leite, manteiga e fígado.

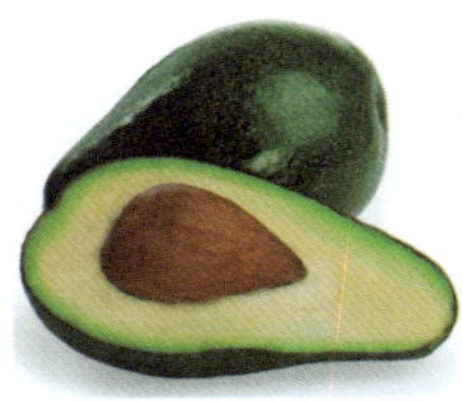
www.shutterstock.com

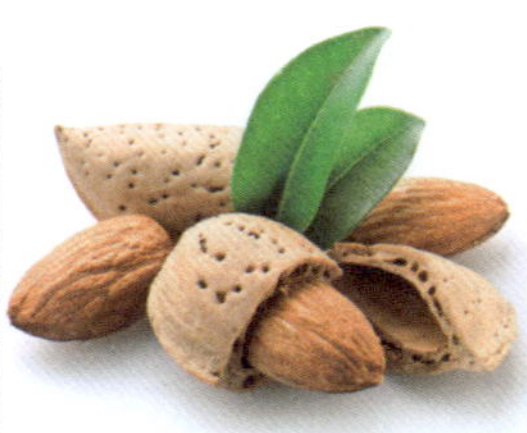
www.shutterstock.com

**Recomendações:**

De 6 a 12 meses: 5mg.

De 1 a 3 anos: 6mg;

De 4 a 8 anos: 7mg.

## Vitamina K

Participa da síntese da protrombina (proteína formada no fígado) e de várias proteínas relacionadas com a coagulação sanguínea. Por isso mesmo auxilia na cicatrização dos tecidos e ajuda a evitar hemorragias.

A substância tem-se destacado, conforme novos estudos, pela capacidade de diminuir o risco de fraturas, pois contribui para a mineralização óssea. No período neonatal, a carência da vitamina K predispõe o recém-nascido à contração de doença hemorrágica. O aparecimento dessa doença, em sua forma clássica, pode ser evitado pela administração profilática da vitamina K, logo após o nascimento.

**Deficiências:** risco de hemorragia interna e externa, em decorrência do aumento do tempo da coagulação sanguínea.

**Fontes:** couve, alface, couve-flor, aspargo, espinafre, brócolis, repolho, fígado, óleo de soja, óleo de outros vegetais e grãos de trigo.

**Recomendações:**

De 6 a 12 meses: 2,5mcg.

De 1 a 3 anos: 30mcg.

De 4 a 8 anos: 55mcg.

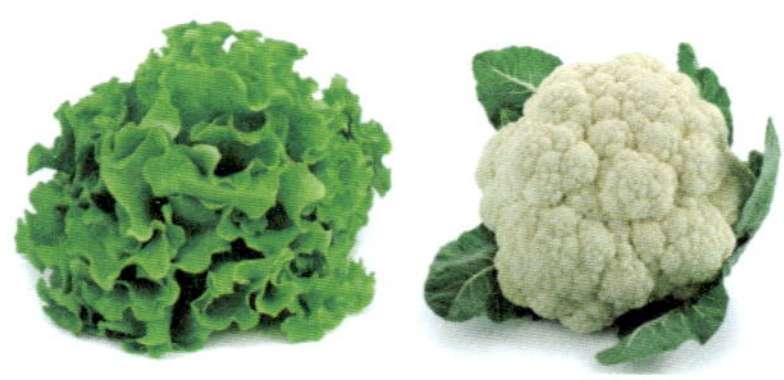

www.shutterstock.com

## Cálcio

O cálcio é fundamental para o crescimento, pois desempenha funções na mineralização óssea, desde a formação e a manutenção da estrutura até a rigidez do esqueleto. É o mineral encontrado em maior quantidade no organismo. A maior parte está presente nos ossos e nos dentes (99%). O cálcio influi na regulação dos batimentos cardíacos, na manutenção do tônus muscular, na transmissão nervosa, na coagulação sanguínea e em outras funções.

Ele tem sido associado ao controle e à melhoria da pressão arterial, quando presente em dietas bem balanceadas.

É fundamental que o esqueleto acumule cálcio na infância. Ele previne contra a osteoporose, um mal decorrente da perda de cálcio na fase adulta.

**Deficiências:** Osteoporose (perda mineral óssea), raquitismo (má-formação óssea em crianças), osteomalácia (alteração óssea em adultos).

**Fontes:** leite, queijo, iogurte, coalhada, ovo, peixe, vegetais folhosos e verdes, grãos integrais e legumes. As crianças em aleitamento materno tem ingestão adequada de cálcio.

**Recomendações:**

De 0 a 6 meses: 200mg/dL.

De 6 a 12 meses: 260mg/dL.

De 1 a 3 anos: 700mg/dL.

De 4 a 8 anos: 1000mg/dL.

De 9 a 18 anos: 1300mg/dL .

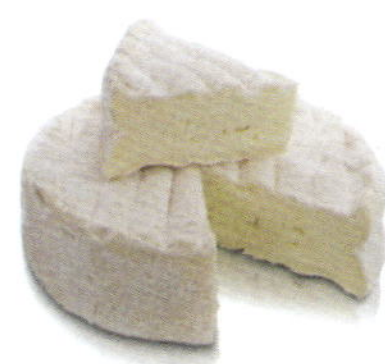

www.shutterstock.com

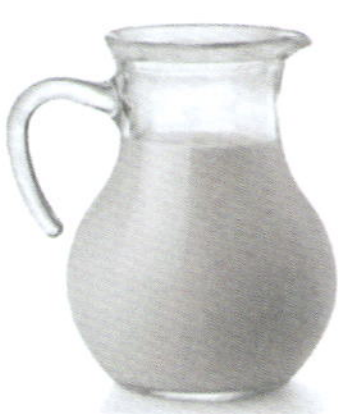

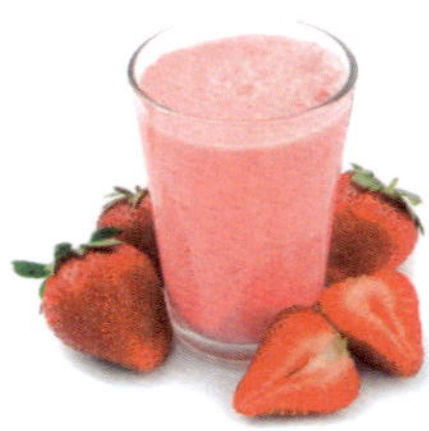

www.shutterstock.com

## Cobre

O cobre reduz o risco de anemia e colabora para o metabolismo energético e para a formação das hemácias. Melhora a

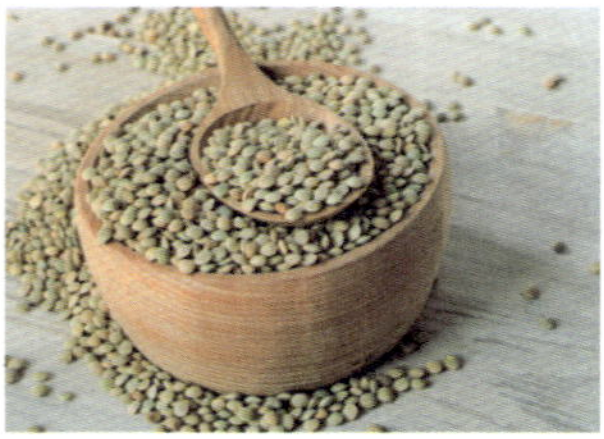



imunidade e tem uma pequena participação no desenvolvimento de cartilagens e de fibras que dão sustentação à pele. Existem evidências de que seja capaz de melhorar a memória.

**Deficiências:** anemia (causada pela má utilização de ferro), osteoporose que pode ser acompanhada de fraturas, irritabilidade.

**Fontes:** castanha-do-pará, feijão branco, avelã, lentilha, grão-de-bico, fígado, ostra.

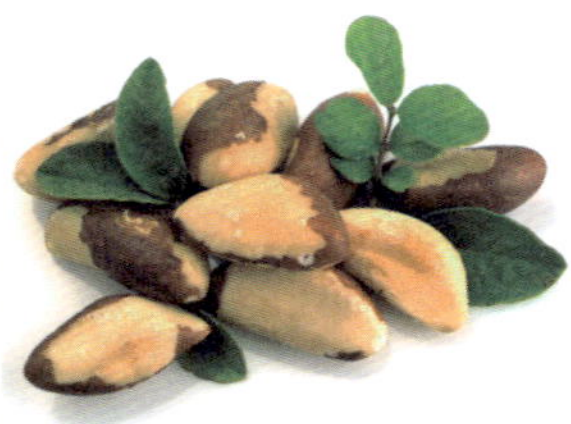



**Recomendações:**

De 6 a 12 meses: 220mcg.

De 1 a 3 anos: 340mcg.

De 4 a 8 anos: 440mcg.

## Ferro

O ferro é o principal micronutriente da dieta infantil, especialmente até os dois anos de idade. Tem fundamental importância na formação dos glóbulos vermelhos e no transporte de oxigênio aos tecidos.

Os responsáveis pela alimentação infantil devem estar atentos à inclusão contínua desse nutriente na dieta habitual das crianças.

Ele está presente nos alimentos sob duas formas: ferro heme e ferro não heme.

O ferro na forma heme (boa disponibilidade de absorção) é encontrado nos alimentos de origem animal, como carnes e vísceras. Sua absorção é melhor e mais rápida e sofre pouca influência dos outros ingredientes que compõem a dieta.

O ferro não heme (baixa disponibilidade de absorção) está presente nos alimentos de origem vegetal (verduras de folhas verde-escuras) e leguminosas. Sua absorção é variável e depende da presença de fatores facilitadores ou inibidores existentes na alimentação fornecida.

Entre os facilitadores, temos a vitamina C, presente em várias frutas (laranja, limão, goiaba, acerola etc.) e hortaliças. As carnes também colaboram para a absorção do ferro não heme.

Há ingredientes que inibem a absorção do ferro não heme e, por isso, devem ser evitados: chá-preto, chá-mate, chocolate, leite e derivados, refrigerantes.

**Tabela Recomendação quanto à suplementação de ferro**

| Situação | Recomendação |
|---|---|
| Recém-nascidos a termo, de peso adequado para a idade gestacional, em aleitamento materno | 1mg de ferro elementar/kg peso/dia a partir do 6° mês (ou da introdução de outros alimentos) até o 24° mês de vida |
| Recém-nascidos a termo, de peso adequado para a idade gestacional, em uso de 500ml de fórmula infantil | Não recomendado |
| Recém-nascidos pré-termo e/ou de baixo peso até 1.500 gramas a partir do 30° dia de vida | 2mg/kg peso/dia durante um ano. Após este período, 1mg/kg/dia por mais um ano |
| Recém-nascidos pré-termo com peso entre 1.500 e 1.000 gramas | 3mg/kg peso/dia durante um ano e, posteriormente, 1mg/kg/dia por mais um ano |
| Recém-nascidos pré-termo com peso menor que 1.000 gramas | 4mg/kg peso durante um ano e, posteriormente, 1mg/kg/dia por mais um ano. |

Fonte: Sociedade Brasileira de Pediatria, 2012.

## Anemia por deficiência de ferro

É um tipo de anemia muito comum na infância, principalmente na faixa etária dos lactentes e pré-escolares. Pode acometer, inclusive, crianças com sobrepeso ou obesidade, que não têm alimentação equilibrada e variada.

Segundo a Organização Mundial da Saúde (OMS), mais de 50% das crianças menores de 4 anos, que vivem em países em desenvolvimento, apresentam deficiência de ferro.

Os principais fatores predisponentes são desnutrição intrauterina, prematuridade, baixo teor de ferro ao nascer, desmame precoce e gêmeos. É também comum acontecer uma diminuição da absorção de ferro a partir da época em que a criança, que está em aleitamento materno, começa a receber outros alimentos. Cereais e legumes são fontes pobres em ferro. Nessa época, a introdução de carnes e vísceras tem grande importância, como também a profilaxia com o uso do ferro elementar, conforme a tabela da página anterior.

Outra causa de anemia por deficiência de ferro é a introdução do leite de vaca *in natura* no primeiro ano de vida. Essas condutas fazem com que muitas crianças apresentem anemia por deficiência de ferro já no primeiro ano.

### Consequências da deficiência de ferro

- Retardo do desenvolvimento neuropsicomotor.
- Diminuição da função imunológica, com aumento da frequência e da duração de infecções.
- Atraso no desenvolvimento mental, diminuição da capacidade intelectual e queda no rendimento escolar.

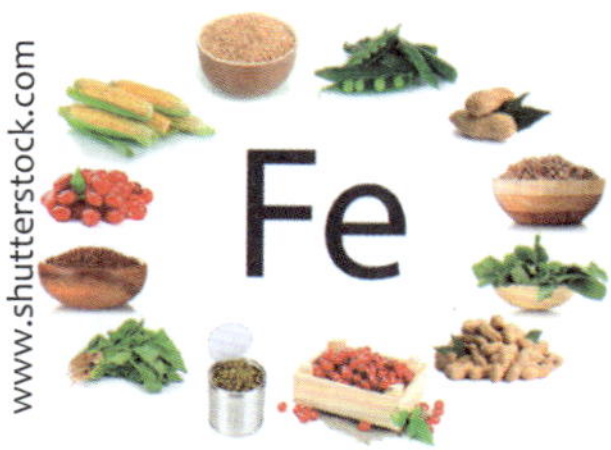


**Fontes:** leite materno, feijão, carne bovina, fígado, ovo, coração de galinha, folhas verde-escuras. Dentre todas as fontes de ferro, nenhum alimento proporciona melhor aproveitamento do que o leite materno. Ele sobressai aos demais com larga vantagem.

## Fósforo

Atua, juntamente, com o cálcio, sendo responsável pela formação dos ossos e dos dentes. O fósforo faz parte integrante dos ácidos nucleicos RNA e DNA e é responsável por ativar enzimas. Esse mineral tem atuação no cérebro e contribui para o processo de aprendizado.

**Deficiência:** Perda de apetite, anemia, enfraquecimento da musculatura, raquitismo, osteomalácia.

**Fontes:** leite, queijo, carne, ave, fígado, peixes, ovos, nozes, feijão.

**Recomendações:**

De 6 a 12 meses: 275mg.

De 1 a 3 anos: 460mg.

De 4 a 8 anos: 500mg.

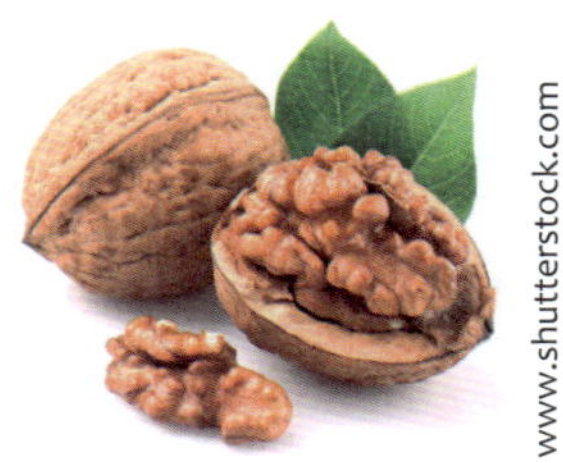


## Magnésio

Tem importante função na formação de ossos e dentes, auxilia na absorção de alguns nutrientes, como proteínas e carboidratos. É importante para o funcionamento de músculos e nervos, em virtude de sua influência na transmissão dos impulsos nervosos. Estudos revelam que o magnésio exerce importante função no controle da pressão arterial. É um mineral encontrado em abundância nos alimentos, o que reduz o risco de sua ausência ou atuação deficiente em dietas alimentares equilibradas e variadas.

**Deficiência:** anorexia, déficit no crescimento, alterações neuromusculares (tremores e convulsões), osteoporose (na vida adulta).

**Fontes:** grãos integrais, nozes, soja, cacau, frutos do mar, leguminosas e vegetais verdes.

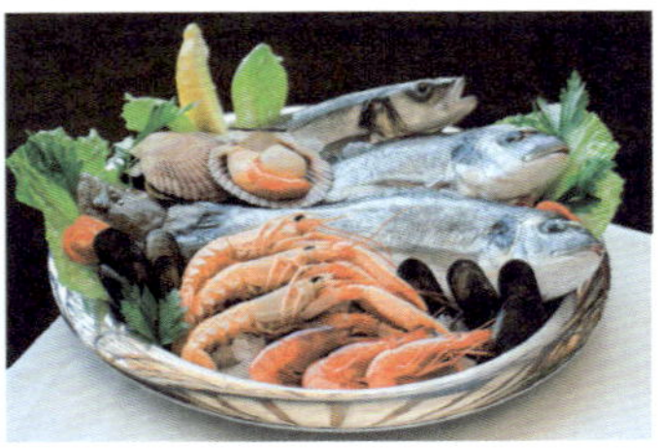
www.shutterstock.com

**Recomendações:**

De 6 a 12 meses: 75mg.

De 1 a 3 anos: 80mg.

De 4 a 8 anos: 130mg.

## Potássio

O potássio é importante para o equilíbrio das células e do sistema hídrico do organismo. É excretado, principalmente, pela urina e pelo suor.

Esse mineral está diretamente envolvido com as contrações musculares. Por essa razão, quando está em falta, as câibras podem aparecer. Outra função é promover a elasticidade dos vasos sanguíneos, o que contribui para a estabilidade da pressão arterial. Exerce, também, função contrária à do sódio.

**Deficiência:** hipopotassemia (potássio baixo); essa deficiência pode ocorrer por causa de vômitos, diarreias prolongadas e uso de diuréticos.

**Fontes:** feijão, água de coco, banana, caju, laranja, acerola, goiaba, abacaxi, melão, tomate, repolho, nozes.

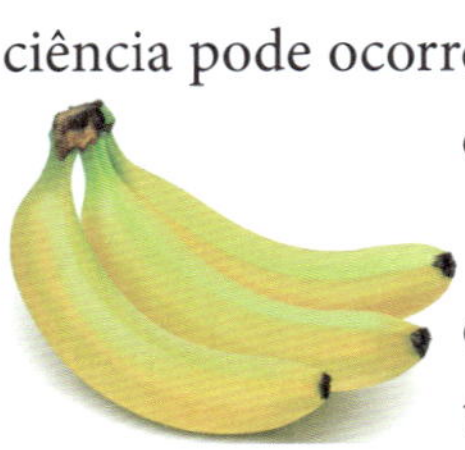
www.shutterstock.com

**Recomendações:**

De 6 a 12 meses: 0,7g.

De 1 a 3 anos: 3g.

De 4 a 8 anos: 3,8g.

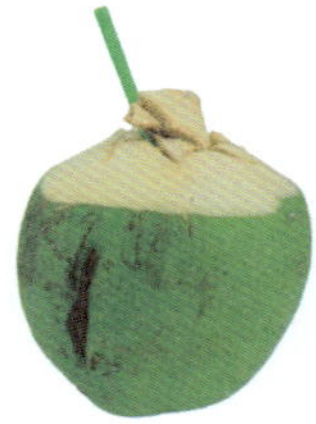

www.shutterstock.com

## Selênio

O selênio é um mineral com alto poder antioxidante; influi na diminuição do risco de desenvolvimento de câncer ao atuar no combate aos radicais livres. Outras funções importantes: proteção cardiovascular, participa do metabolismo da tireoide, previne contra danos cerebrais, melhora o sistema imunológico.

**Deficiências:** dores musculares, fadiga, fraqueza muscular, doenças degenerativas, retardo no crescimento, manchas brancas nas unhas.

**Fontes:** castanha-do-pará, fígado, gérmen de trigo, escarola, carne bovina, truta. O leite humano também contém grande quantidade de selênio.

**Recomendações:**

De 6 a 12 meses: 20mcg.

De 1 a 3 anos: 20mcg.

De 4 a 8 anos: 30mcg.

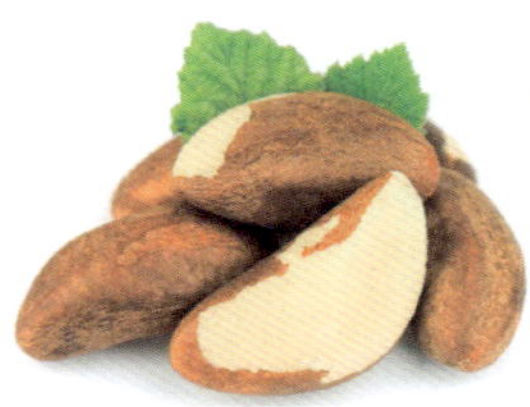

www.shutterstock.com

## Zinco

Depois do ferro, o zinco é o mineral mais abundante no organismo humano. Necessário para o funcionamento de muitas enzimas complexas, para o metabolismo das proteínas e do ácido nucleico; é constituinte da insulina e de muitas enzimas importantes.

O zinco é um mineral importantíssimo para o crescimento e o desenvolvimento infantil, já que atua na produção das células e entra na composição do colágeno.

Esse mineral também promove imunidade, resistência a infecções e facilita a cicatrização.

Cerca de 50 a 70% do zinco necessário a um desenvolvimento saudável provém de fontes pouco utilizadas em nossa alimentação tradicional: os frutos do mar.

**Deficiência:** perda de apetite, perda do sentido do paladar, retardo do crescimento, diminuição da imunidade, intolerância à glicose (pela diminuição da produção de insulina), atraso na maturação sexual, demora na cicatrização de ferimentos, desordens de comportamento, de aprendizado e memória.

**Fontes:** ostras, peixe, camarão, carne bovina, sardinha, amêndoa, soja, farinha de trigo.

**Recomendações:**

De 6 a 12 meses: 3mg.

De 1 a 3 anos: 3mg.

De 4 a 8 anos: 5mg.

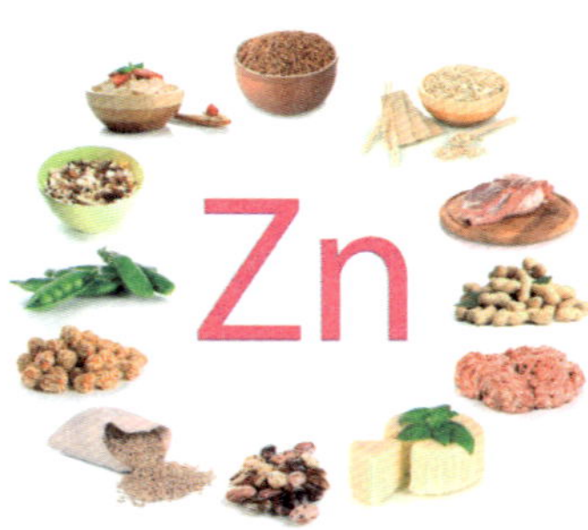


www.shutterstock.com

Capítulo 6

# HIGIENIZAÇÃO NA PREPARAÇÃO DE ALIMENTOS

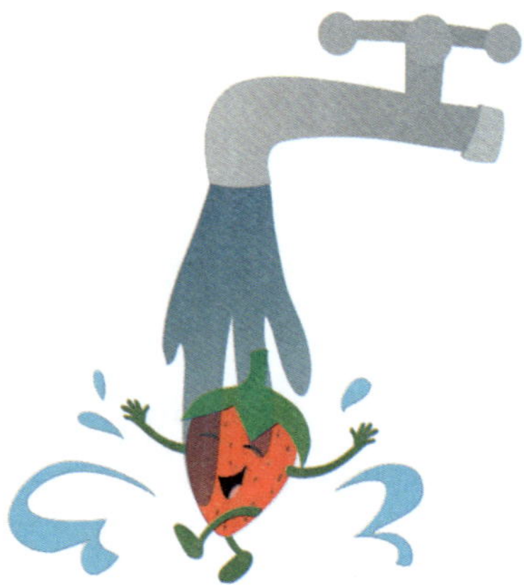

Deve-se ter o máximo cuidado e higiene na estocagem, no preparo e na administração de alimentos a crianças para se evitar a contaminação alimentar, cujo risco é muito elevado, e resulta em doenças infecciosas, principalmente diarreicas.

Medidas preventivas precisam ser adotadas, como:

- Prepare os alimentos em local devidamente higienizado, lave com água e sabão a superfície onde eles serão manipulados, seque, naturalmente, e borrife a superfície com solução de água com hipoclorito de sódio a 2,5% (20 gotas de hipoclorito para 1 litro de água).
- Faça a higienização das mãos de forma cuidadosa e consciente, pois grande parte das contaminações é con-

sequência da falta de higiene manual. Unhas mal-lavadas armazenam detritos e são um foco de contaminação. O uso de água e sabão é indispensável.

- A água utilizada no preparo de alimentos precisa ser fervida ou filtrada.
- O consumo de frutas e hortaliças requer o máximo cuidado e higienização. Após a compra de vegetais em um supermercado ou feira livre a sugestão é deixá-los em geladeira por pelo menos duas horas. Só então eles devem ser lavados. Esse procedimento evita que os alimentos absorvam água e fiquem sujeitos a algum tipo de contaminação.
- Lave todas as frutas e hortaliças em água corrente, mesmo as orgânicas, antes de colocá-las em imersão, em uma solução de água com hipoclorito de sódio a 2,5%, por 15 minutos (20 gotas de hipoclorito para 1 litro de água).
- É indispensável a eliminação dos agrotóxicos, substâncias tóxicas que ficam sobre a casca dos alimentos e podem causar várias doenças. Alguns alimentos correm maior risco de contaminação, como tomate, morango, uva, goiaba, entre outros. A remoção dessas substâncias é uma exigência preventiva contra eventuais intoxicações. Por isso, alguns procedimentos devem ser utilizados: coloque os alimentos por 20 minutos numa solução de 1 litro de água para uma colher das de sopa de bicarbonato de sódio a 1%). Após esse procedimento, submeta os legumes a esterilização, conforme instruções do item anterior.

Os ambientes com temperatura muito elevada e o tempo de armazenamento prolongado (acima do indicado) apresentam grande risco de contaminação. Por isso, os alimentos fora do refrigerador, em temperatura ambiente, devem ser descartados quando não servidos no decorrer de no máximo duas horas.

Alimentos preparados antecipadamente, mesmo guardados em refrigerador, devem ser desprezados após 24 horas.

Os alimentos não devem ficar expostos, mas sempre cobertos, para se evitar o contato com poeira, moscas e outras fontes de contaminação.

Ao oferecer um alimento quente não tente assoprá-lo para esfriar, nem experimentá-lo na mesma colher que será levada à boca da criança. Esse procedimento inadequado pode contaminá-lo.

Para evitar contaminação não guarde restos de papinha que entraram em contato com a saliva da criança ou com uma colher usada por ela. Descarte, por isso, restos do prato servido.

Especial atenção requer a higiene das mamadeiras. Não tocar os bicos com a mão e lavá-los com escova, sabão e água corrente.

## Capítulo 7

# FRUTAS

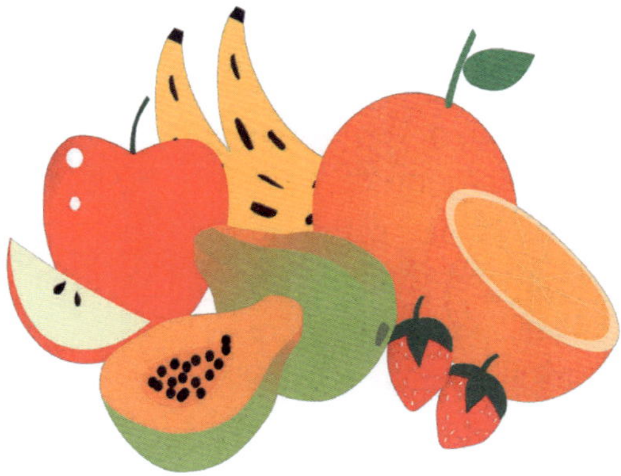

### 7.1 Papa de frutas

A papa de frutas deve ser o primeiro alimento complementar oferecido a um bebê.

As frutas são indispensáveis na dieta diária infantil após os primeiros seis meses de vida.

A recomendação atual (SOCIEDADE BRASILEIRA DE PEDIATRIA, 2012) é que as frutas sejam, preferencialmente, utilizadas em forma de papa. Isso porque, em relação ao suco, a papa apresenta uma grande vantagem: **por não ser diluída, concentra maior quantidade de energia que o suco em um volume menor**. Muitas vezes um volume excessivo de suco pode reduzir o apetite e diminuir a aceitação de alimentos mais completos e nutritivos. Além disso, **a papa contém mais fibras**, necessárias ao bom funcionamento intestinal, e requer o uso de uma colher, o que estimula a atividade motora e prepara a criança para a introdução futura de novos alimentos.

As papas de frutas devem ser oferecidas de forma gradual, mediante o uso de colher, a partir do 6º mês; eventualmente, um pouco mais cedo, de acordo com orientação de um pediatra.

De início, devem ser consumidas uma vez por dia, de preferência no lanche, servido no meio da manhã e, com o tempo, duas vezes: no lanche da manhã e no da tarde. Outra opção é servi-las como sobremesa. Elas não substituem uma refeição completa, por isso são recomendáveis nos intervalos ou após as refeições. O consumo ideal para a criança é de **três porções de frutas por dia**.

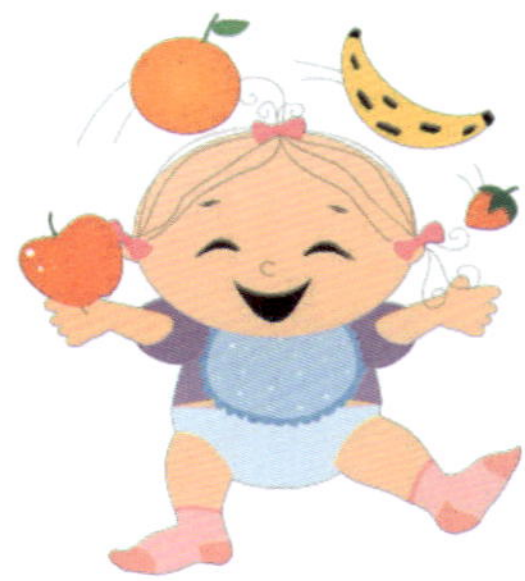

## Tipos de frutas

O consumo de diferentes frutas é sempre aconselhável, pois cada uma fornece um tipo de vitamina. Não há restrição a nenhum tipo de fruta, exceto quando houver alergia ou intolerância.

Pode-se iniciar com:

✓ banana-prata, pera, maçã ou mamão.

Depois, variar bem com:

✓ goiaba, ameixa, pêssego;

✓ melão, manga, abacate, etc.

Para a escolha de frutas, a opção preferencial é por frutas de época. Elas apresentam várias vantagens: maior possibilidade de terem sido colhidas recentemente, pois não estão disponíveis em outras épocas do ano; maior variedade de sabores locais, pois são típicas em determinada região; custo mais acessível, uma vez que os preços caem nos períodos de safra. As frutas amolecidas ou em parte estragadas não são próprias para o consumo e devem ser descartadas.

No início é importante usar, de cada vez, apenas um tipo de fruta e fazer o revezamento no período de três dias. Assim a criança identificará melhor o sabor de cada uma. Exemplo: ofereça banana por cerca de três dias; em seguida, mamão por mais três dias, depois maçã, pera, e assim por diante.

Quantidade: no início, pequena quantidade, aproximadamente duas colheres das de chá. O volume pode ser, gradativamente, aumentado de acordo com a aceitação da criança e sempre observada a quantidade que corresponde a uma porção, conforme tabelas contidas no capítulo "Pirâmide alimentar". Por exemplo, para as frutas de tamanho médio como banana, mamão, pera e maçã, uma porção corresponde a meia unidade.

Todas as frutas precisam ser lavadas em água corrente, inclusive aquelas que não forem consumidas com casca. Ao fazer a higienização delas, veja as recomendações no capítulo 6. Elas devem ser servidas em seu estado natural, porque assim preservam o valor nutritivo, fornecem vitaminas, minerais e carboidratos.

As frutas não devem ser adoçadas. O açúcar da própria fruta já é suficiente. Todas as frutas devem ser servidas, imediatamente, após o preparo. Dessa forma, conservam o valor nutritivo e evita-se a eliminação das vitaminas, provocada pela ação da luz e do calor.

Elas podem ser amassadas com garfo, raspadas ou picadas em pedacinhos, de acordo com a fase de dentição do bebê.

Desse modo, ele é estimulado a desenvolver a mastigação desde cedo. O uso de liquidificador ou de centrífuga tem o inconveniente de reduzir muito a quantidade de fibras, e elas são muito importantes para o bom funcionamento do intestino.

**Tabela 7.1 Relação das frutas com o funcionamento intestinal**

| Frutas laxantes | | Frutas obstipantes (Prendem o intestino) | |
|---|---|---|---|
| Mamão | Manga | Banana | Maracujá – suco |
| Laranja | Abacate | Goiaba | Limão – limonada |
| Mexerica | Melancia | Maçã (sem casca) | Caju – suco |
| Ameixa | Abacaxi | Pera (sem casca) | |

Fonte: adaptação de Euclydes, 2005.

## 7.2 Suco de frutas

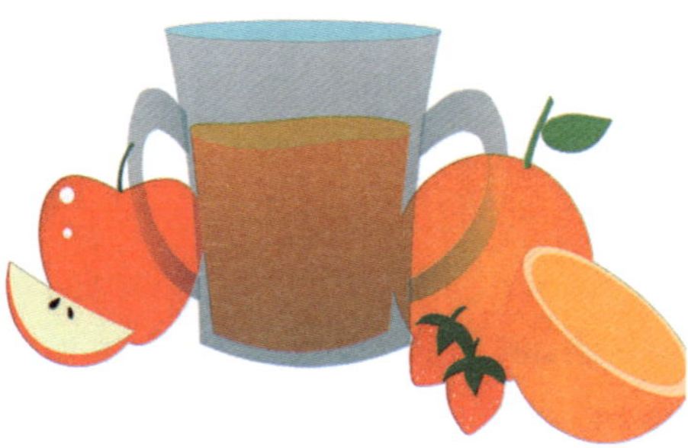

No passado, o suco de frutas era o primeiro alimento introduzido na dieta infantil. Hoje em dia, a introdução de papas antecede a de sucos. A razão é simples – a facilidade com que os sucos são consumidos em excesso pode inibir o apetite e a aceitação de outros alimentos. Além disso, a criança reduz o consumo de frutas *in natura*, que são ricas em fibras, e adquire o hábito inadequado de substituir a ingestão de água por sucos.

Não adicionar açúcar

Eles devem ser servidos em um copinho, uma vez ao dia. O horário ideal para o consumo de sucos naturais é após as refeições principais, a fim de melhorar a absorção do ferro não heme, presente nos alimentos como feijão e folhas verde-escuras.

Quanto ao volume, a dosagem inicial pode ser de apenas 10ml e, gradativamente, aumentada até a dose máxima de 100ml por dia (WEFFORT et al., 2012).

## Tipos de frutas

A variedade é sempre recomendável. Assim, as crianças recebem diferentes tipos de vitaminas e formam um paladar mais diversificado.

O suco pode ser de:

- ✓ laranja, melancia, melão, goiaba;
- ✓ mamão, manga, caju, pêssego, acerola;
- ✓ maracujá, tangerina, maçã, tomate etc.

Não há contraindicação a nenhum tipo de fruta, exceto quando houver alergia ou intolerância. Não ofereça sucos artificiais – eles contêm muito açúcar, além de aditivos e conservantes que são de difícil metabolismo.

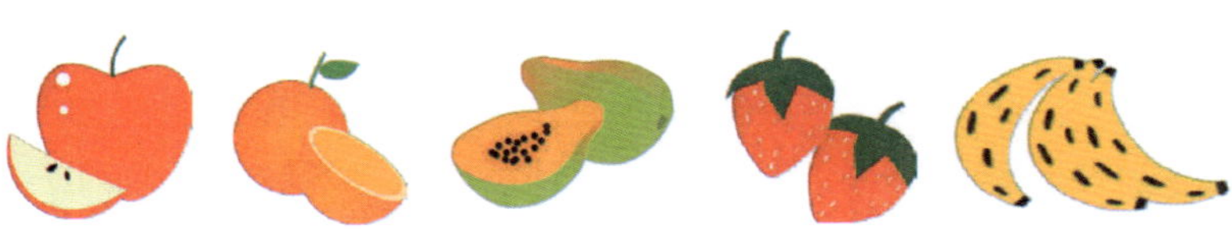

Capítulo 8

# PRIMEIRA REFEIÇÃO PRINCIPAL

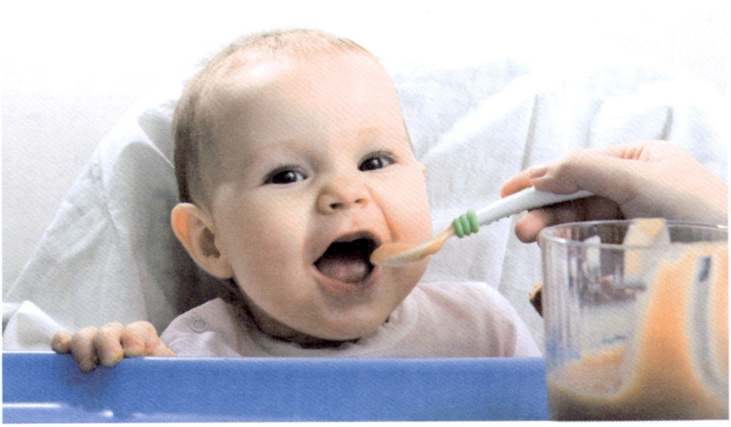

www.shutterstock.com

## 8.1 Introdução

A primeira papa principal deve ser servida a partir do sexto mês.

Eventualmente, poderá ser introduzida um pouco mais cedo sob a orientação de um pediatra. Ela poderá ser oferecida no horário de almoço ou, se for conveniente para a família, no horário de jantar.

**Desde a primeira papa, todos os grupos de alimentos (cereais, tubérculos, leguminosas, carnes e hortaliças) devem estar presentes na preparação** (WEFFORT et al., 2012).

É aconselhável variar, gradativamente, os ingredientes, mas com acréscimo de apenas um alimento novo de cada vez. Cada alimento novo apresenta textura e sabor inédito para a criança. Ao mesmo tempo, em caso de alergia ou de intolerância a algum alimento, fica mais fácil detectá-los. Vide sugestões de cardápios no capítulo 13.

É muito comum a mãe preparar a papa com os seguintes alimentos: batata, mandioquinha, arroz ou macarrão. A combinação desses ingredientes está correta? Não. Nesse caso, ela utilizou alimentos apenas de um grupo, o dos carboidratos. Ficaram em falta a carne (do grupo de proteínas), o feijão (do grupo de leguminosas), as verduras e os legumes (do grupo de hortaliças).

Para a elaboração de uma papa nutritiva e saudável a mãe, ou responsável pela alimentação infantil, precisa saber que **os alimentos são divididos em grupos**. Temos o grupo dos carboidratos, das proteínas, das leguminosas e das hortaliças. **Cada um desses grupos tem diferentes funções no organismo humano**. Para o preparo de uma refeição equilibrada **é necessário incluir alimentos de todos os grupos**, sem que nenhum seja esquecido. Com isso, as refeições fornecidas tornam-se mais, adequadamente, balanceadas e nutritivas.

## 8.2 Classificação de alimentos por grupo

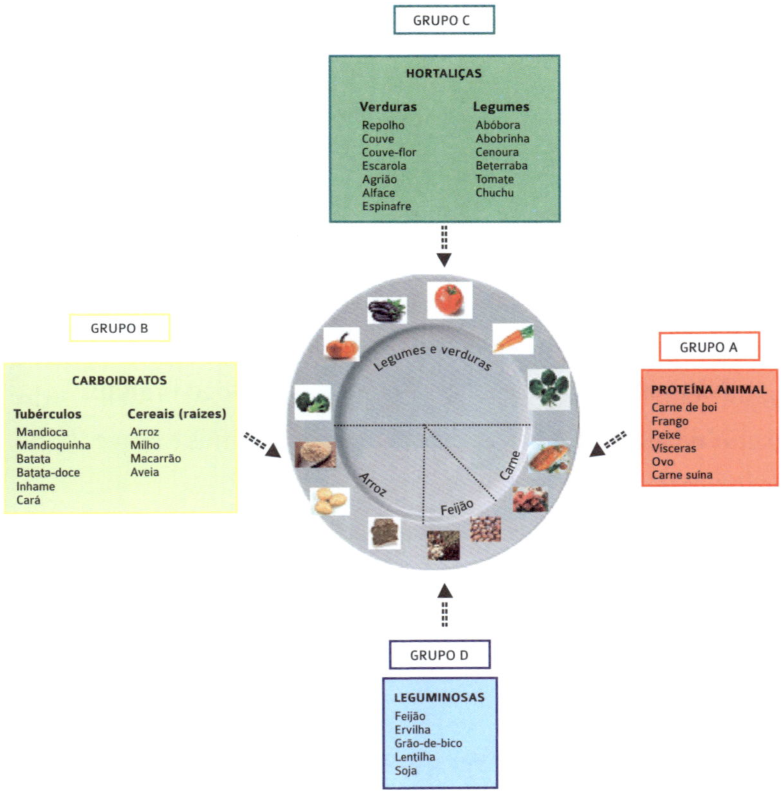


## 8.3 Preparo da papa principal passo a passo

### Primeiro passo:

*Higienização e preparo das hortaliças*

Antes de iniciar o preparo, lave as mãos com sabão e água corrente e todos os utensílios a serem utilizados. Faça a higienização do local, onde será preparada a refeição. Em seguida, higienize as verduras e os legumes, deixando-os imersos em uma solução de hipoclorito de sódio a 2,5% por 15 minutos (20 gotas de hipoclorito para 1 litro de água).

Se houver risco de contaminação por agrotóxicos recomenda-se primeiro a utilização de bicarbonato de sódio a 1% (uma colher das de sopa para um litro de água) e a imersão das hortaliças por 20 minutos.

**Segundo passo:**

Não adicionar sal

Em uma panela coloque 30 gramas de carne (frango, carne bovina, peixe ou fígado) cortada em pedaços bem pequenos e água suficiente para o cozimento.

Não refogue, deixe a carne cozinhar em fogo brando.

Não acrescente sal, apenas temperos naturais e suaves (alho, cebola ralada, salsa e cebolinha).

É totalmente desaconselhável o uso de caldo ou tabletes de carne industrializados ou de quaisquer condimentos industrializados nas preparações.

**Terceiro passo:**

Quando a carne estiver **quase** cozida, acrescente:

- Um tubérculo (raiz) cortado em cubos (a escolher: batata, mandioquinha, cará, inhame, mandioca).
- Uma porção de cereal (arroz, macarrão, milho, aveia).
- Uma porção de legumes cortados em cubos (abóbora, abobrinha, chuchu, beterraba, cenoura, tomate).
- Por último, acrescente uma porção de verdura picada bem fina (couve, brócolis, agrião, espinafre).
- Se necessário, acrescente mais água.
- Deixe cozinhar até que todos os ingredientes estejam macios e **quase** sem água.

**Quarto passo:**

Quando todos os ingredientes estiverem bem cozidos, acrescente o feijão já cozido (uma colher das de sopa) ou outra leguminosa (lentilha, ervilha, grão-de-bico, soja).

**Quinto passo:**

Após o cozimento, desligue o fogo e acrescente, aproximadamente, uma colher (das de chá) de óleo vegetal (soja ou canola) ou azeite extravirgem. O óleo não é para ser aquecido, é para ser usado cru. O volume de óleo recomendado para cada 100 gramas de papa pronta é de 3 a 3,5ml.

Observação: Ao adicionar os ingredientes na papa, quem a prepara deve ter conhecimento da quantidade de alimentos que representa uma porção, conforme tabelas do capítulo que versa sobre a pirâmide alimentar.

## Não usar liquidificador

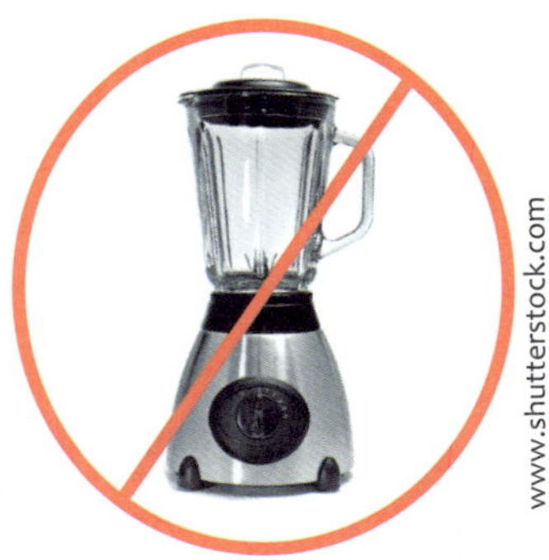


Não se recomenda bater as papas em liquidificador nem passá-las em peneira pelas seguintes razões: não se deve triturar as fibras dos alimentos, pois elas ajudam a regular o funcionamento do intestino e, se a papa estiver muito cremosa, a criança deixa de trabalhar a musculatura da face, o que pode trazer consequências para a fala e a dentição. Além disso, as crianças que recebem alimentação cremosa apresentam, posteriormente, dificuldade em aceitar a alimentação da família.

## Consistência da papa

Desde o início, os alimentos devem ser oferecidos de forma espessa e consistente como papas e purês. A consistência deve ser modificada gradualmente, de modo que, dos 9 aos 11 meses, os alimentos sejam servidos em pequenos pedaços e, a partir de 1 ano, alcancem a mesma consistência da alimentação consumida pela família. Quando as crianças passarem a se alimentar com a família, deve-se restringir o uso de alimentos industrializados, que contenham corantes, excesso de gordura e sal.

Papas muito cremosas não fornecem a quantidade de energia de que o bebê precisa.

## Quantidade de papa

Comece com duas colheres, das de chá, por dia, e aumente de acordo com a aceitação, até que o bebê aceite de 150 a 200ml por refeição. Os pais devem respeitar o apetite da criança e lembrar-se de que ela tem capacidade para regular a ingestão de alimentos.

## 8.4 Conhecendo melhor os alimentos

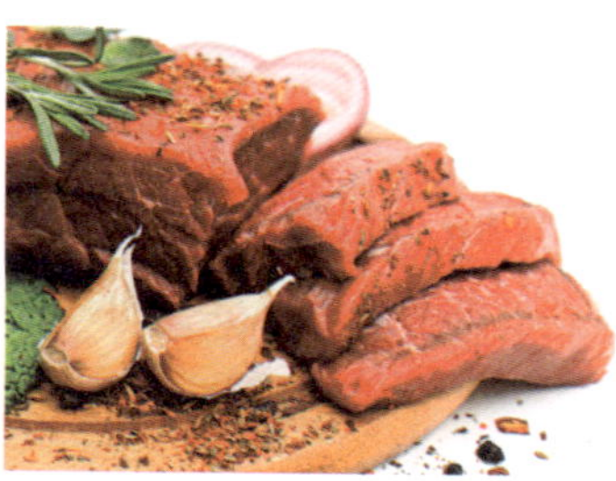
www.shutterstock.com

### Carne

A carne cozida com a papa deve ser mantida e servida para garantir a oferta de ferro e de zinco. **Não ofereça apenas o**

**caldo**. A carne poderá ser desfiada, moída ou picada em pequenos pedaços. O consumo de carnes gordurosas não é recomendado. Quando se servir carne de frango é necessário a remoção de toda a pele, em razão do alto teor de gordura que contém.

A carne vermelha ou branca, além de excelente fonte de proteína, contém zinco e ferro, que são bem absorvidos pelo organismo. As carnes vermelhas mais indicadas são: músculo, patinho, coxão-mole e fraldinha. A porção ideal de carne ao dia, para duas refeições, é de, aproximadamente, 50 a 70 gramas.

## Feijão

**Ele pode comer só o caldinho do feijão?**

O caldo pode até conter uma quantidade de ferro, mas é melhor que a criança coma também os grãos, pois neles estão contidas as proteínas. Como o feijão é rico em ferro e ajuda a prevenir contra a anemia, convém servi-lo diariamente. Ofereça-o misturado com arroz. A mistura arroz com feijão é uma combinação nutritiva e saudável, que fornece carboidratos complexos e proteína de alto valor biológico. O feijão pode ser substituído por outras leguminosas que contêm ferro.

## Fígado

É um alimento rico em ferro de excelente absorção, tanto o fígado de boi quanto o de frango. Pode ser consumido, em média, uma vez por semana. Não deve ser utilizado com mais frequência por ser rico em colesterol. O fígado deve ser oferecido bem cozido para evitar contaminação, principalmente, com salmonela.

## Ovo

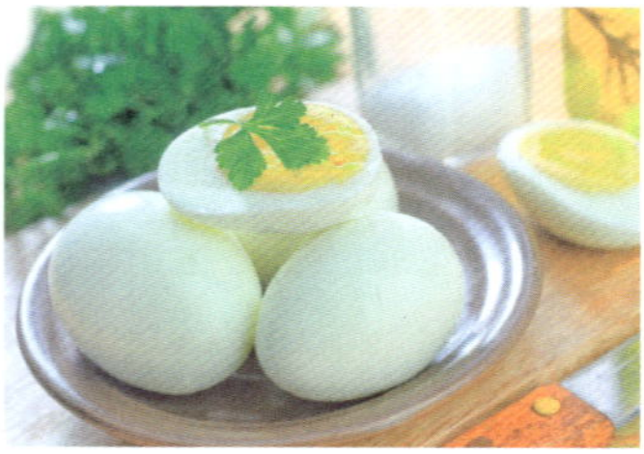


É um alimento muito nutritivo, fonte de proteína de alto valor biológico, e deve fazer parte do cardápio da criança. Possui as vitaminas A, D, E, ácido fólico, além de colina e minerais como ferro, fósforo, zinco, selênio e outros. Possui carotenoide, substância antioxidante, que faz bem à saúde.

A introdução do ovo inteiro, gema e clara, é recomendada após o sexto mês de vida (SOCIEDADE BRASILEIRA DE PEDIATRIA, 2012).

Inicie com um quarto de ovo e aumente, gradualmente, até chegar ao ovo inteiro. Ele pode ser oferecido, em média, duas vezes por semana. Deve-se ter cuidado com o consumo em excesso, em razão do alto teor de colesterol contido na gema. O ovo deve ser sempre cozido, para se evitar contaminação por bactérias. Ao comprar ovos, verifique na embalagem se consta a data de validade, o selo de inspeção oficial, e dados do produto. Nunca compre ovos com a casca suja, quebrada ou trincada. Guarde-os, preferencialmente, em geladeira. Lave os ovos somente no momento de utilizá-los.

## Peixe

Peixe é um alimento de grande valor nutritivo, ótima fonte de proteínas e de ferro. Os peixes de água salgada são fontes de ômega 3, gordura saudável, importante para o desenvolvimento do sistema nervoso central e da retina. Pode ser introduzido após o 6º mês (SOCIEDADE BRASILEIRA DE PEDIATRIA, 2012) e oferecido, em média, duas vezes por semana, de preferência, cozido. Muito cuidado com as espinhas. Sugestões de peixes para criança: badejo, linguado, pescada branca, salmão e cação.

## Óleo

Na preparação das papas é recomendável o uso, no início, do óleo de soja (ajuda na mielinização); depois, prefira o óleo poli-insaturado de canola, milho ou de girassol. Pode-se também usar óleo monoinsaturado (azeite). Dose: 3 a 3,5ml por 100ml ou 100g da preparação pronta. É aconselhável não refogar as papas. O óleo não é para ser aquecido; deve ser acrescentado cru após o cozimento.

Segundo o Comitê de Nutrição da Academia Americana de Pediatria, não se deve restringir gordura e colesterol durante os dois primeiros anos de vida, pois o óleo vegetal é necessário para a formação dos nervos e da retina.

## Sal

No início da introdução da alimentação complementar, o sal não deve ser adicionado às papas. Ao preparar as papinhas, use, apenas, temperos naturais e ervas para acentuar o sabor. Os rins do bebê não conseguem eliminar o excesso de sal. Há registros de casos de elevação da pressão arterial em crianças, em consequência do excesso de sal. Cuidado com os alimentos processados como, por exemplo, salgadinhos, embutidos, bolachas, comidas prontas que contenham excesso de sal.

Vejam alguns exemplos:

- ✓ Condimentos industrializados (987mg de sódio em meio cubo).

✓ Macarrão instantâneo (2068mg de sódio/pacote).

✓ Embutidos (salsicha hot dog – 575mg/unidade).

✓ Molhos prontos (340mg – 3 colheres de sopa).

Fonte: PIRES et al., 2012.

### Recomendação diária de sódio para as crianças

Crianças de 7 a 12 meses de vida = 570 mg/dia.
Crianças de 1 a 3 anos = 1g/dia.
Crianças de 4 a 8 anos = 1,5g/dia.

Fonte: Sociedade Brasileira de Pediatria, 2012.

### Verduras

Não se esqueça de incluir verduras, folhas verde-escuras, que são fontes de ferro, cálcio e vitaminas. Ex.: couve, espinafre, brócolis. As crianças que entram em contato, desde cedo, com alimentos nutritivos como, por exemplo, as verduras, terão mais oportunidade de desenvolver bons hábitos alimentares. Para melhorar a aceitação desse grupo de alimentos, a mãe deve apresentá-los de forma apetitosa. As saladas cruas com folhas e legumes só devem ser oferecidas após o bebê completar um ano de idade.

## 8.5 Roteiro alimentar para crianças

Este roteiro não é rígido; serve apenas de guia. É recomendável seguir as orientações de um pediatra. O leite materno deve ser oferecido em livre demanda. No entanto, convém que o intervalo entre a mamada que antecede as principais refeições seja maior, para que o apetite se mantenha (MINISTÉRIO DA SAÚDE, 2009). Ante a impossibilidade do leite materno, as fórmulas infantis passam a ser uma alternativa válida.

**Tabela 9.1 Sugestão de esquema alimentar**

| Horário | Após completar 6 meses | Após completar 7 meses | Após completar 12 meses |
|---|---|---|---|
| Manhã | Aleitamento materno | Aleitamento materno | Aleitamento materno<br>Pão, fruta com cereal |
| No meio da manhã | 1 papa de frutas | 1 papa de frutas | 1 porção de fruta |
| No fim da manhã | 1 papa principal | 1 papa principal<br>Sobremesa: fruta | 1 refeição básica da família<br>Sobremesa: fruta |
| Meio da tarde | Leite materno/ fruta | Leite materno / fruta | Leite materno<br>1 porção de fruta |
| Jantar | Leite materno | 1 papa principal | 1 refeição básica da família |
| À noite | Leite materno | Leite materno | Leite materno |

## 8.6 Armazenamento e descongelamento de papas

### Como armazenar

A parte da papinha, que restou no recipiente em que foi preparada, pode ser congelada, sem que haja perda dos nutrientes.

Alguns cuidados para a conservação do teor nutritivo são, porém, exigidos:

- As papinhas, depois de prontas, devem ser resfriadas, o mais rapidamente possível, para manutenção de todos os nutrientes e redução da possibilidade de contaminação.
- Para que o resfriamento seja adequado, a vasilha, ainda quente, deve ser colocada em um recipiente com água e gelo, a fim de provocar um choque térmico.
- Após o resfriamento, as porções devem ser colocadas em potinhos esterilizados.
- É recomendado usar potes de vidro refratário, que são atóxicos e resistentes.
- Os potes precisam ser fervidos por, aproximadamente, cinco minutos. Após esse período, deixe-os virados para baixo, sobre um pano limpo, até que fiquem totalmente secos.
- Encha os potes, de modo que a porção seja suficiente para uma refeição. Ao fechar os potes não se esqueça de retirar todo o ar.
- Em seguida, leve-os ao *freezer*. Não acrescente folhas verdes, pois há perda de nutrientes com o congelamento.
- Não se esqueça de registrar, em cada pote, a data de congelamento. O tempo válido é, em média, de 15 dias. Aqui vale um alerta: use somente o *freezer*, o congelador das geladeiras não tem temperatura adequada para esse tipo de conservação de alimentos.

**Como descongelar**

- Para o descongelamento em banho-maria, retire apenas a quantidade suficiente por refeição e coloque o pote no centro de uma panela com água que chegue até a metade do pote. Use fogo brando até que a papa fique morna.

- Para o descongelamento em geladeira retire, na véspera, os potes do *freezer* e deixe-os em geladeira. No dia seguinte, leve-os ao banho-maria.
- Para o descongelamento em micro-ondas retire a tampa do potinho e deixe-o, na função descongelar, durante 10 minutos. A seguir, coloque um pires sobre o pote, deixando-o, na função aquecer, em potência alta por mais um minuto. Na metade do tempo, mexa bem a papinha e deixe-a aquecer por mais 30 segundos. Antes de servi-la, verifique se a temperatura está no ponto ideal.
- É importante lembrar que, uma vez descongelados, os alimentos não podem voltar ao *freezer*; eles devem ser consumidos no período de 24 horas, e, o que restar, desprezado.

Capítulo 9

# DICAS PARA AS PRIMEIRAS REFEIÇÕES DO BEBÊ

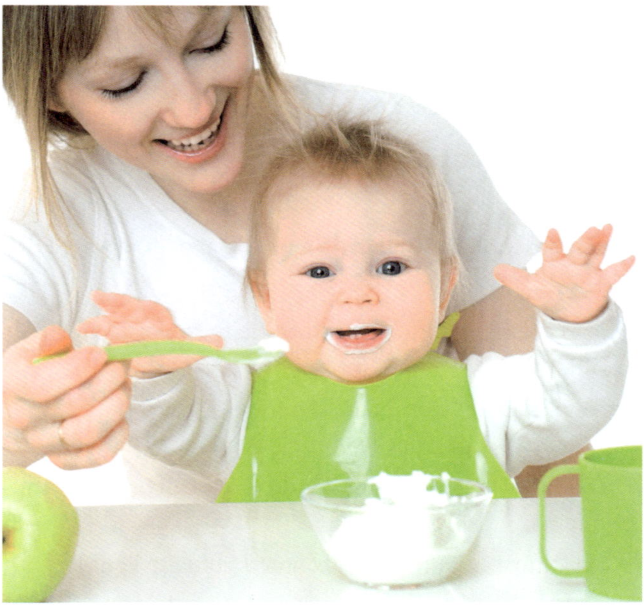

www.shutterstock.com

## 9.1 Introdução lenta e gradual

As alimentos devem ser introduzidos de modo lento e gradual, o que facilita a observação de eventual ocorrência de alguma reação alérgica ou intolerância. É importante que as refeições sejam simples e servidas em pequenas quantidades.

O ideal é a introdução de um alimento novo, separadamente, isto é, um de cada vez, mantendo-se intervalos de três dias entre uma introdução e outra. Essa providência prática permite acompanhar as reações infantis tão logo ocorra o contato com o alimento recém-introduzido.

## 9.2 Água

A água é essencial para o bom funcionamento do organismo.

Com a introdução de outros alimentos, além do leite materno (fórmulas, papas e frutas), o bebê deve tomar água várias vezes ao dia, no mínimo três vezes, uma vez que os alimentos complementares apresentam maior quantidade de proteína por grama e maior quantidade de sais, o que causa sobrecarga de solutos para os rins. É importantíssimo que a água tenha ótima procedência (filtrada ou fervida).

**Recomendação diária de água de acordo com a DRI**

- ✓ 0-6 meses: 700ml (incluindo leite materno, fórmula infantil);
- ✓ 7-12 meses: 800ml (incluindo leite materno, fórmula infantil e alimentação complementar);
- ✓ 1-3 anos: 1.300ml (incluindo água, sucos, outras bebidas);
- ✓ 4-8 anos: 1.700ml (1.200 como bebidas e água);
- ✓ 9-13 anos: 2.400ml (meninos, 1.800ml como bebidas e água);

  2.100ml (meninas, 1.600ml como bebidas e água).

## 9.3 Papinhas industrializadas

Se o bebê estiver fora de casa, por exemplo, em viagens, visitas, excursões, as papinhas industrializadas são uma opção segura. Aqueça apenas a quantidade a ser utilizada; mantenha o restante fechado em refrigerador, por até 24 horas.

Para o aquecimento em banho-maria, retire a tampa, aqueça e mexa de vez em quando.

Para o aquecimento em micro-ondas, retire a tampa e aqueça por, aproximadamente, 40 segundos, e mexa na metade do tempo.

Verifique sempre a temperatura antes de oferecer a papinha.

Sirva em temperatura ambiente.

## 9.4 Sobremesa

As frutas são sempre recomendáveis e podem ser servidas de formas variadas. Aprenda a usá-las de diversos modos e a combinar diferentes cores, de modo a enriquecer a alimentação e a despertar o interesse infantil. Dê preferência a frutas cítricas, pois ajudam a absorção do ferro contido no feijão e nos vegetais verde-escuros. Doces não são indicados, pois os bebês estão em fase de formação do paladar.

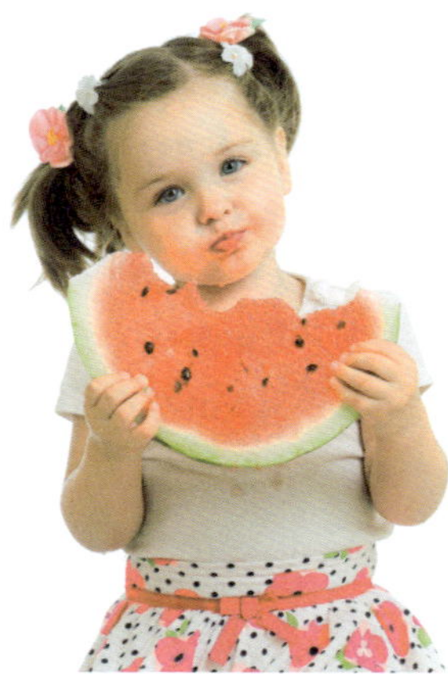

www.shutterstock.com

À medida que receberem alimentos com acentuado sabor de açúcar, a probabilidade é a de que passem a recusar os alimentos salgados, e essa tendência poderá acompanhá-los pela vida adulta. A oferta de sobremesa doce está associada à redução do consumo de frutas. Quanto mais se retardar a introdução de produtos açucarados, melhor para a saúde.

A sobremesa deve ser servida de maneira natural como integrante da refeição e não utilizada como recompensa pelo consumo de toda a refeição.

Não ofereça leite ou derivados logo após as refeições. Espere pelo menos uma hora, pois o cálcio, contido no leite, interage com o ferro ingerido na refeição, o que prejudica a absorção de ambos.

## 9.5 O glúten

O glúten é uma substância presente nos cereais, especialmente no trigo. Os indivíduos que apresentam intolerância a essa proteína podem desenvolver a doença celíaca.

A introdução de alimentos complementares requer atenção, pois quando se introduz o glúten, antes dos 3 meses de idade ou após os 7 meses, é elevado o risco de crianças, geneticamente predispostas, desenvolverem a doença celíaca.

## 9.6 Mel

O mel é um produto a ser evitado no primeiro ano de vida. Ele está sujeito a contaminação pelos esporos da bactéria *Clostridium botulinum*, que é capaz de produzir toxinas na luz intestinal e causar a doença chamada botulismo.

## 9.7 Modo de servir

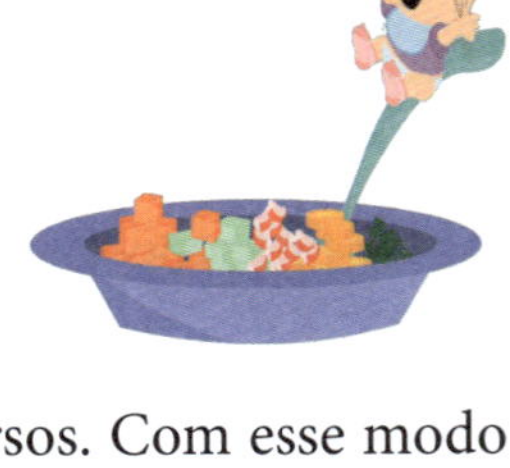

Nas primeiras papas, podem-se misturar os componentes para facilitar a aceitação. À medida que a criança cresce, sugere-se separar os alimentos, amassá-los com um garfo e oferecê-los separadamente, para que a criança aprenda a desenvolver preferências e paladares diversos. Com esse modo de servir, ela terá a oportunidade de identificar as diferenças de paladar de cada alimento. Esse procedimento contribuirá para que, mais tarde, a criança passe a aceitar diferentes tipos de alimentos e corra menor risco de se tornar "seletiva" - tendência a só aceitar determinados alimentos.

## 9.8 Alimentação igual à da família

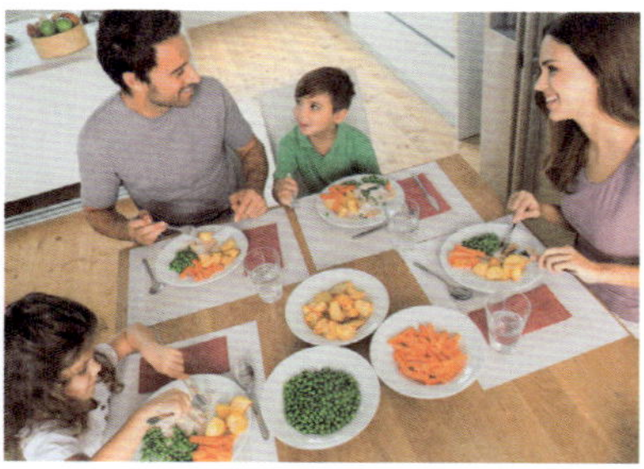



Ao completar um ano, o bebê já pode receber os mesmos alimentos que os demais integrantes da família, desde que se observem algumas recomendações:

As refeições devem conter alimentos de todos os grupos (proteínas, carboidratos, leguminosas, hortaliças e frutas).

Uso moderado de sal, gorduras e temperos.

Restrição a pratos congelados, a alimentos instantâneos e industrializados.

## 9.9 Monitoração do crescimento e alimentação

A monitoração do crescimento e da alimentação continua sendo uma forma indireta, mas relevante, para avaliação das práticas alimentares na infância. As práticas inapropriadas, nessa fase da vida, podem repercutir de maneira negativa no desenvolvimento global e ocasionar sequelas futuras (SARNI & SOUZA, 2008). A vigilância do crescimento pôndero-estatural, não só contempla as condições de saúde no momento da avaliação, como também aponta a orientação a ser dada para a prevenção de doenças.

O acompanhamento do crescimento das crianças deve ser realizado periodicamente, em média, uma vez por mês, por meio das curvas de crescimento. O cartão de saúde da criança é uma das ferramentas para a avaliação de sua saúde e bem-estar. Nele são registrados o peso, a estatura e o índice de massa corporal (IMC). Com esses dados, pode-se traçar a curva de crescimento. Essa curva é um dos principais indicadores para a avaliação da saúde infantil.

Um traçado crescente na curva pôndero-estatural indica bom estado nutricional. Enquanto um traçado horizontal aponta falta de crescimento e necessidade de investigação.

Um traçado que cruza a linha de escore z pode indicar risco. Compete ao profissional de saúde interpretar o risco baseado na localização do ponto (relativo à mediana) e na velocidade dessa mudança.

A curva de crescimento permite um reconhecimento precoce dos desvios nutricionais, possibilita um diagnóstico rápido e torna possível um tratamento imediato com maiores chances de bons resultados.

## Peso por Idade MENINOS

Do nascimento aos 5 anos (escores-z)

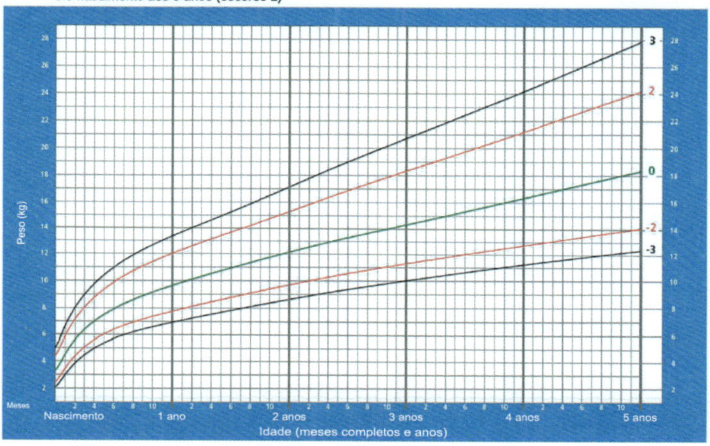


Fonte: WHO Child Growth Standards, 2006 (http://www.who.int/childgrowth/en/)

## Peso por Idade MENINAS

Do nascimento aos 5 anos (escores-z)

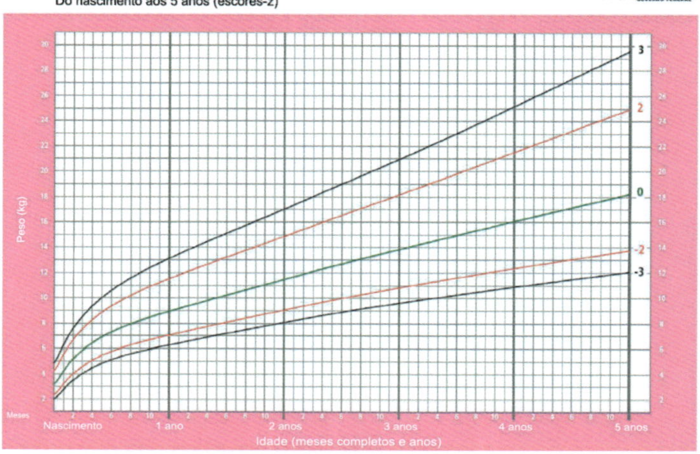


Fonte: WHO Child Growth Standards, 2006 (http://www.who.int/childgrowth/en/)

Capítulo 10

# AMBIENTE ADEQUADO PARA AS REFEIÇÕES

O local ideal para as refeições infantis supõe arejamento, tranquilidade e posição confortável. Isso faz bem tanto à criança quanto a quem lhe oferece o alimento. Os bebês estão sempre atentos a novas descobertas e são influenciados pelo local que os cerca. Por isso é importante que o ambiente seja tranquilo e acolhedor.

O local deve ser sempre o mesmo, assim o bebê desenvolverá uma relação saudável com a alimentação e compreenderá que as pessoas se sentam para comer. Ele entenderá que ao se sentar no mesmo local é chegada a hora de se alimentar e não de brincar.

A posição ideal é sentar a criança em um **cadeirão**, próximo à mesa de jantar da família. Esse cadeirão deve, de preferência, ter encosto e apoio lateral e oferecer ótimas condições de segurança.

A posição sentada facilita a deglutição dos alimentos e evita que sejam aspirados. Importante: não deixe a criança sozinha nem por um instante.

A mãe ou quem serve o alimento deve sentar-se bem à frente da criança com a atenção voltada para ela e para a tarefa de alimentá-la.

Com referência às crianças maiores não convém que elas fiquem de pé ou andem pela casa, brinquem ou assistam a programas de TV. O ideal é que elas se sentem à mesa na hora das refeições.

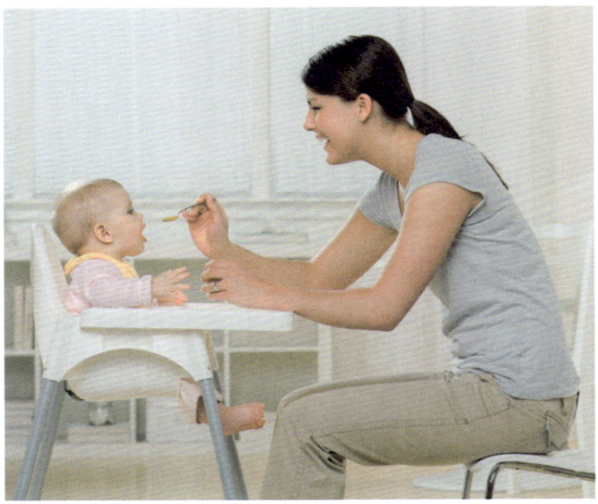

www.shutterstock.com

A criança percebe ao se alimentar se os gestos que acompanham cada colherada revelam carinho, pressa ou mero cumprimento de uma estressante obrigação.

Capítulo 11

# PROMOÇÃO DE BONS HÁBITOS ALIMENTARES E O DESAFIO DA FALTA DE APETITE

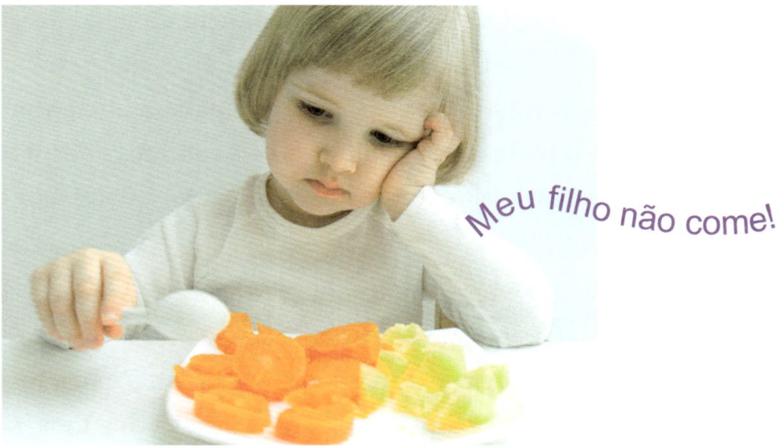


www.shutterstock.com

## 11.1 Introdução

Uma das queixas mais comuns na consulta pediátrica: "Meu filho não come!" está, com frequência, relacionada à formação de hábitos alimentares e não a problemas de saúde, principalmente quando se percebe que a recusa alimentar é sem uma causa aparente.

A maioria das crianças, cujas mães reclamam da falta de apetite, não têm hábitos alimentares corretos. Comem guloseimas a qualquer hora, trocam as refeições por lanches, não aceitam frutas, legumes e verduras e têm preferência por alimentos líquidos ou pastosos. Quando a falta de apetite decorre de uma doença, a situação é diferente, ela ocorre de repente; a criança deixa de ser seletiva e, simplesmente, recusa todos os alimentos.

E mesmo com relação às crianças que não têm falta de apetite é enorme a ansiedade dos pais quanto à alimentação que elas recebem. Com frequência, o apetite dos filhos não corresponde às expectativas dos pais. A ansiedade e a expectativa com que eles reagem ante a recusa alimentar dos filhos geram, muitas vezes, conflitos na dinâmica familiar, que resultam em práticas alimentares ou medidas disciplinares inapropriadas, conforme veremos neste capítulo. Esses conflitos podem levar a dois extremos: à falta de apetite, de um lado; à obesidade ou ao sobrepeso, de outro.

A infância é uma importante fase para a formação de hábitos alimentares. É nesse período que ocorre a familiarização com novos sabores, texturas e cores, que influenciarão as escolhas alimentares adotadas pelas crianças para toda a vida. Dessa forma, a maneira como a mãe ou responsável conduzir a introdução de alimentos terá grande influência em relação ao hábito e ao comportamento alimentar a curto, médio e longo prazos. Além da influência materna, devem ser considerados os fatores emocionais, psicológicos, culturais e socioeconômicos. A formação de bons hábitos exige amor, dedicação e muita paciência. É comum os pais enfrentarem problemas e conflitos alimentares com os filhos, como rejeição, cara feia, choro e outras expressões de recusa. Veja, a seguir, algumas ações educativas que podem influenciar, positivamente, a formação de hábitos alimentares, a melhoria do apetite e a aceitação de refeições criteriosamente preparadas.

Os hábitos alimentares adquiridos na infância continuarão ao longo da vida adulta.

## 11.2 Eliminação do estoque de guloseimas: uma necessidade

A criança que tem acesso a guloseimas troca, facilmente, uma alimentação saudável por alimentos pouco nutritivos, que podem comprometer a saúde, gerar maus hábitos alimentares e predispor a ocorrência de cáries dentárias. O estabelecimento de limites, além de educativo, é fundamental para uma alimentação adequada e saudável.

As crianças melhoram a aceitação alimentar, quando não têm acesso a guloseimas entre as principais refeições. Se você as mantém em casa, não adianta querer que seu filho coma somente alimentos nutritivos.

Os pais precisam conhecer os alimentos que podem comprometer o apetite e levar as crianças à perda do interesse por alimentos nutritivos.

A razão é simples: **o excesso** de alimentos ricos em gordura trans, açúcar, sal, conservantes ou corantes, ao longo da vida, podem levar ao aparecimento de doenças crônicas como obesidade, diabetes e doenças cardiovasculares, entre outras.

**Alimentos que não devem fazer parte da rotina alimentar infantil:**

Refrigerantes, frituras, bolachas recheadas, balas, doces industrializados, produtos com conservantes e corantes, embutidos, enlatados, açúcar, café, chá-mate, chá-preto, salgadinhos de pacote, maionese, margarinas, massas folhadas, bolos industrializados, pratos congelados industrializados, produtos de confeitaria, sucos artificiais, entre outros.

Os refrigerantes não precisam ser proibidos, mas oferecidos eventualmente. O consumo excessivo de refrigerantes fosfatados, do tipo cola, aumenta a excreção urinária de cálcio e compromete a aquisição de massa óssea (PIRES et al., 2012).

**As guloseimas não devem fazer parte do dia a dia das crianças, mas permitidas apenas eventualmente, em quantidade limitada e em horários apropriados.**

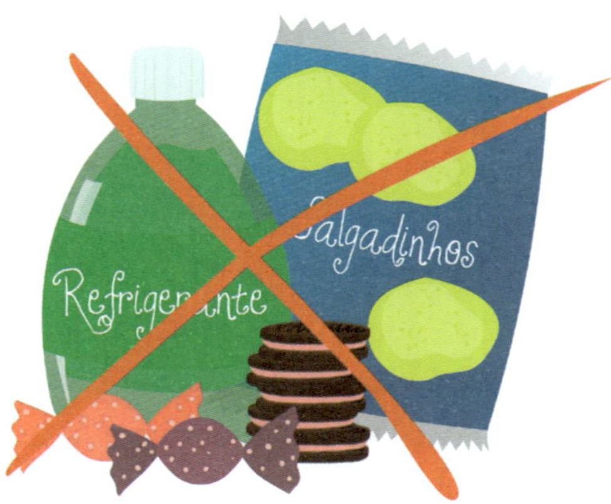


www.shutterstock.com

## 11.3 Substituição de refeições: uma prática a ser evitada

Caso a criança, na hora prevista para a refeição, se recuse a fazê-la, evite obrigá-la ou forçá-la, mas também não a substitua por leite, bolachas, sucos ou guloseimas. Procure acostumá-la a aguardar a próxima refeição, assim que manifeste fome. Se a substituição ocorrer por mais de uma vez, ela se sentirá fortalecida e predisposta a conseguir outras vezes e assim por diante. As crianças percebem, intuitivamente, a fraqueza dos adultos.

## 11.4 Incentivar o hábito de realizar o café da manhã

A primeira refeição do dia – um café da manhã completo, com inclusão de leite ou derivados, cereais e frutas atende a uma necessidade alimentar inquestionável. Durante a noite, a criança permanece pelo menos oito horas em jejum. Pela manhã, ela precisa alimentar-se para manter níveis normais de glicose no sangue. Isso influencia o rendimento físico e intelectual na escola, principalmente se ela estudar pela manhã. Outro benefício: se o café da manhã for uma refeição equilibrada, o consumo de alimentos pouco nutritivos, no meio da manhã, tende a se reduzir.

## 11.5 Criança seletiva

É aquela que seleciona um só tipo de alimento (geralmente alimentos líquidos e de fácil mastigação, como massas, doces, leite etc.). É muito comum a queixa materna de que o filho só toma leite e não aceita outros alimentos. Nesse caso, o apetite é regulado pelas preferências da criança. Muitos pais não percebem essa seletividade e a confundem com falta de apetite. É necessário que eles estabeleçam limites com firmeza. Não se pode servir o tempo todo o alimento preferido. A sensação de fome abrirá espaço para o consumo de outros alimentos. A alimentação diversificada reúne melhores condições para atender às necessidades impostas pelo crescimento infantil, que são altas nessa fase. Essa conduta deve ter início já no primeiro ano. Alimentos diversos, servidos separadamente, permitem que a criança conheça outros paladares e texturas e evitam, mais tarde, dificuldades na aceitação de uma alimentação variada. Sabe-se que a seletividade alimentar pode ocasionar prejuízo para a saúde infantil em curto, médio e longo prazo.

## 11.6 Refeições atraentes, divertidas e saudáveis

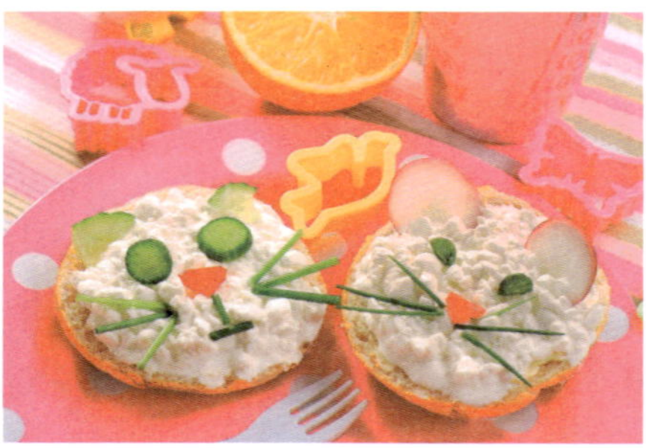
www.shutterstock.com

As refeições servidas de maneira divertida e visualmente atraente despertam o interesse e abrem o apetite. A monotonia alimentar, ao contrário, inibe o apetite, e fomenta a apatia alimentar. Na decoração dos pratos use texturas variadas, recorra a desenhos e à combinação de cores e use a imaginação de forma criativa e divertida.

Tudo com o objetivo de atrair a atenção e de incentivar o interesse por alimentos indispensáveis à saúde e ao desenvolvimento. O apetite tem estreita relação com o aspecto, com as cores e com a variedade alimentar. A diversificação no preparo de refeições é outro modo de melhorar sua aceitação. Exemplo: se a criança não gosta de carne assada, apresente-a em forma de bife, almôndega, hambúrguer ou moída. Faça o mesmo com outros alimentos.

## 11.7 Alimentação variada

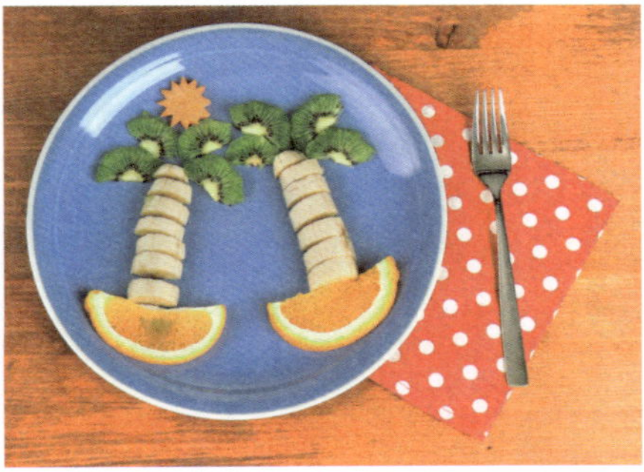
www.shutterstock.com

Desde cedo, a criança precisa acostumar-se a comer de tudo. Não é necessário ingerir grandes quantidades, mas diferentes **alimentos, diariamente.** Para variar a alimentação, utilize a pirâmide alimentar como guia e forneça à criança alimentos de todos os grupos. A variedade alimentar proporciona, em quantidade adequada, vitaminas, cálcio, ferro, zinco e outros nutrientes necessários ao crescimento e ao desenvolvimento infantil.

É nessa fase, a dos primeiros anos, que se formam os hábitos alimentares. Se os pais não influenciarem o comportamento infantil, as crianças passarão a agir de modo seletivo, principalmente nas fases pré-escolar e escolar. Esse procedimento significa rejeição a muitos alimentos. Quanto maior a variedade da dieta alimentar, maior a garantia de uma alimentação equilibrada. A opção por vegetais de cores alternadas possibilita esse equilíbrio.

## 11.8 Tolere um pouco de "bagunça" à mesa

A criança deve ser incentivada a se alimentar sozinha, assim que atingir o desenvolvimento motor. A ocorrência se dá, aproximadamente, aos 18 meses. Mas sempre com supervisão adulta.

Ela deve ser estimulada a explorar os alimentos: a pegar, cheirar e provar.

Tolere um pouco de bagunça à mesa. Compete aos pais acompanhar, aceitar e incentivar. Pelo contato direto com os

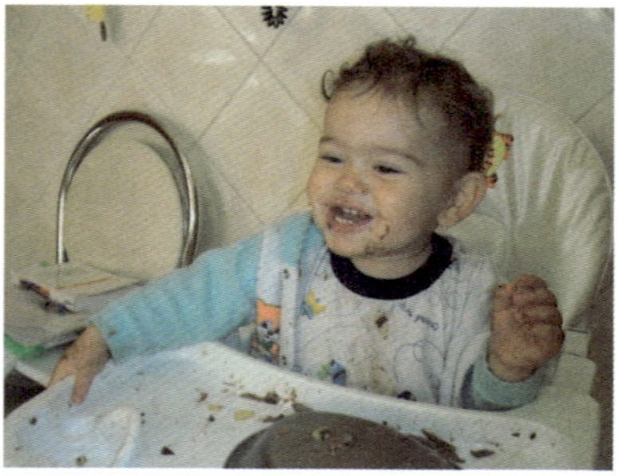

alimentos, ela conhecerá diferentes texturas e consistências, testará o sabor de cada alimento e desenvolverá uma relação prazerosa com eles.

No início, coloque em um prato os legumes cortados em cubinhos e incentive a criança a pegá-los e a levá-los à boca. Depois, dê-lhe uma colher para que possa desenvolver a habilidade motora e estabelecer o próprio ritmo. A mãe ou responsável deve auxiliá-la com outra colher.

O fato de a criança querer comer sozinha demonstra uma fase da sua independência e deve contar com o apoio dos pais. Muitas vezes, observamos que alguns pais não permitem que as crianças se tornem independentes e insistem em dar-lhes a comida na boca. Essas e outras manifestações de superproteção interferem no desenvolvimento da independência e da personalidade infantil.

## 11.9 Cardápios coloridos

Ofereça à criança cardápios coloridos. A variedade de cores das frutas e hortaliças indica as diferentes vitaminas e minerais que elas contêm e é um fator que enriquece o planejamento dos cardápios.

Cada nutriente tem funções específicas, por isso, **quanto mais colorida a alimentação, mais qualidade nutritiva ela terá**. Além disso, a variedade de cores estimula o apetite e torna as refeições mais atraentes.

## 11.10 Frutas

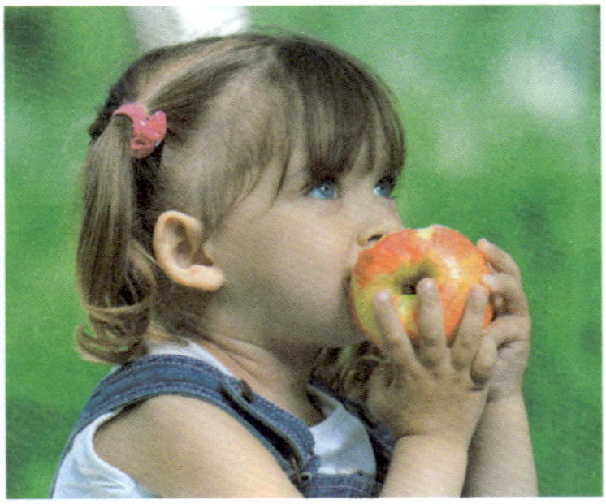

www.shutterstock.com

As frutas devem ser mantidas em locais de fácil acesso para incentivar as crianças a consumi-las e, assim, habituá-las a incluir esse tipo de alimento no cardápio diário. **O ideal é que o consumo seja, de fato, diário e bem variado.** É nos primeiros anos que as crianças aprendem a conhecer o sabor das frutas e, consequentemente, a aceitá-las. As frutas são fontes de vitaminas (A, B, C e outras), minerais (cálcio, ferro, zinco, fósforo, entre outros) e fibras. O horário mais indicado para consumi-las é após as refeições.

## 11.11 Restrições a bebidas durante as refeições

Durante as refeições convém que as bebidas sejam controladas, pois a criança troca, facilmente, os alimentos sólidos por sucos e refrigerantes. Os líquidos devem ser oferecidos somente *após as refeições*, de preferência água ou sucos naturais, sempre em copos e não em mamadeiras. Os líquidos durante as refeições podem distender o estômago e deixar a criança satisfeita precocemente. Uma vez satisfeita, ela recusa a ingestão de alimentos nutritivos (PIRES et al., 2012).

## 11.12 Quantidade de comida no prato

Comer bem não significa comer muito. É comum os pais se preocuparem com o volume de alimentos ingerido pelos filhos e servi-los com uma quantidade superior à necessária. Muitos pais só acreditam no cumprimento de seu papel quando os filhos consomem todo o volume apresentado. A visão correta é outra: eles precisam entender que o mais importante, no processo nutricional, é uma alimentação saudável, bem balanceada, independente do volume consumido.

O conveniente é servir à criança pequenas porções, bem nutritivas, e não grande quantidade de uma só vez. A capacidade gástrica da criança é pequena, o que justifica uma dieta de menor volume, mas rica em calorias. O uso de pratos menores reduz a possibilidade de excessos. Se a criança sentir fome, então, poderá receber outra porção alimentar. Diante de porções grandes, muitas crianças se satisfazem só com o olhar. Além disso, não se pode esquecer: quantidades excessivas de alimentos podem levar à obesidade infantil.

## 11.13 Não associar a alimentação a brincadeiras, recompensas e castigos

Evite associar as refeições a brincadeiras: transformar a colher cheia de comida em um aviãozinho, por exemplo. Atitudes como essa desviam a atenção e comprometem a percepção dos alimentos. Outra reação inadequada é recorrer a algum prêmio ou castigo para forçar a criança a comer.

Não é didático afirmar: se você comer tudo, ganhará um tablete de chocolate, mas, se não o fizer, será castigada. Os pais que premiam pela alimentação ingerida reforçam na criança a ideia de que a alimentação está associada a algo ruim. Para contrabalançar, eles lhe dão uma recompensa.

Em vez de valorizar o alimento, a criança passa a dar importância à recompensa, isto é, aos doces e guloseimas que recebe, e a odiar a comida associada a uma obrigação ou castigo. De modo geral, as crianças passam a rejeitar os alimentos oferecidos nessas condições. O que os pais precisam fazer, para melhorar a aceitação alimentar, é elogiar e incentivar a criança, tornar acolhedor o ambiente e agir com bastante calma e carinho (VITOLO, 2008).

## 11.14 Aversão a alimento novo (neofobia)

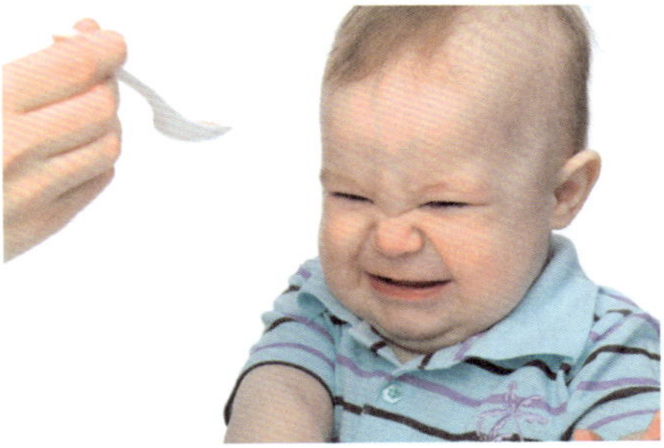

www.shutterstock.com

É muito comum ouvir das mães: "Meu filho não gosta de determinado alimento." Sem saber como reagir adequadamente, elas desistem logo de oferecê-lo. Nem sempre a criança aceita um alimento que lhe é oferecido pela primeira vez, principalmente, quando não faz parte de suas preferências alimentares. As reações podem ser diversas: virar o rosto, cuspir e fazer cara feia. Esse comportamento nada tem de anormal.

Para solucionar esse impasse, o aconselhável é ter paciência e oferecer o mesmo alimento diversas vezes, em diferentes ocasiões. O alimento só passará a ser aceito depois que a criança conhecer o seu sabor. Isso requer várias tentativas: é preciso que ela prove o alimento de oito a dez vezes, em média, até que ele seja aceito. Para facilitar a aceitação, é interessante que a mãe utilize alguns recursos como variar a preparação, apresentá-lo de forma diferente e atrativa. Outra opção é deixar o alimento ao alcance da criança, sem tentar forçá-la nem chamar sua atenção. Aos poucos, ela começará a se interessar e, depois de algum tempo, fará menor resistência a sua aceitação.

Se com essas tentativas a criança continuar a recusa, é necessário substituir o alimento oferecido por outro que tenha os mesmos nutrientes. Para essa substituição, o mais seguro é observar os grupos de alimentos, segundo a pirâmide alimentar capítulo 4 (PIRES et al., 2012).

## 11.15 Intervalo entre as refeições

É fundamental que os intervalos entre as refeições sejam regulares e respeitados. Em média, o intervalo deve ser de três horas. É importante que a criança siga uma rotina alimentar. Pais e responsáveis pela alimentação infantil devem agir com firmeza e não oferecer alimentos nos intervalos entre as refeições principais. É muito comum a mãe afirmar que a criança não quer almoçar, mas se esquece de que lhe permitiu o acesso a alguma guloseima antes do almoço. O volume alimentar está relacionado aos intervalos entre as refeições. Um intervalo pequeno se associa a um consumo alimentar também pequeno. Nos horários próximos às refeições não se recomenda, também, a ingestão de alimentos gordurosos e com alto teor de carboidratos. Eles provocam saciedade e um esvaziamento gástrico mais lento.

## 11.16 Sinais de saciedade

Se a criança der sinais de que está satisfeita, o aconselhável é interromper a alimentação. Muitos pais querem controlar a quantidade de comida que os filhos consomem e, não raro, os forçam a "raspar" o prato, dizendo só mais um pouquinho. A rigidez não é conduta recomendável. As crianças devem ter autonomia para controlar a quantidade de alimentos que lhes satisfaça, caso contrário, elas podem perder a percepção de saciedade pela distensão gástrica.

Elas têm mecanismos internos para autorregular o volume de alimentos que consomem em cada refeição, de acordo com suas necessidades. A quantidade de alimentos ingerida varia de criança para criança e em diferentes momentos.

**Aos pais cabe a responsabilidade pela qualidade e pelo equilíbrio do que é oferecido** e atenção redobrada para não expô-las ao risco de uma superalimentação. O não estabelecimento de controle da saciedade é um fator de risco que pode desencadear a obesidade, tanto na infância quanto na vida adulta.

## 11.17 Familiares devem dar bom exemplo

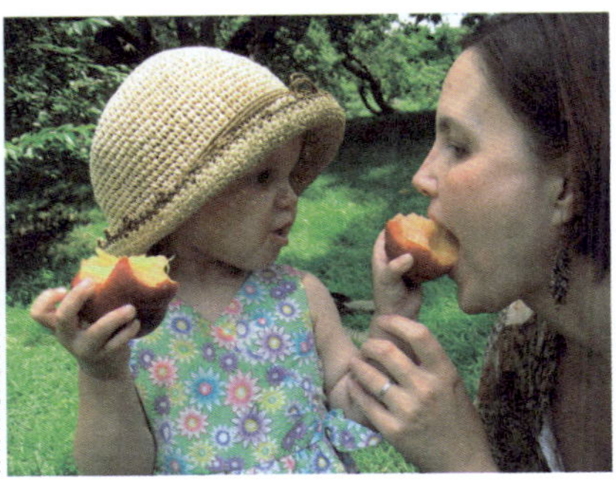
www.shutterstock.com

As crianças imitam os pais e os adultos. A opção por uma alimentação saudável aprende-se em casa. Desde pequenas, elas estão atentas ao comportamento dos familiares e demonstram interesse pelos alimentos que os adultos consomem. A família exerce papel de modelo.

Por isso, tem peso significativo e grande influência o hábito alimentar da família. O consumo de verduras, legumes e frutas pela família servirá de modelo e incentivo para elas. É difícil uma criança gostar de frutas e legumes, quando em sua casa o predomínio é de alimentos industrializados.

Os pais, também, são responsáveis pelo padrão alimentar de seus filhos, pois são eles que compram e preparam os alimentos. Podem adquirir alimentos saudáveis como frutas, verduras e legumes ou de baixa qualidade, repletos de calorias e gorduras.

É recomendável que as crianças façam pelo menos uma refeição por dia com os pais. A alimentação com a família ajudará a fortalecer o relacionamento familiar e a criar hábitos alimentares saudáveis.

## 11.18 Chantagem na alimentação

Algumas atitudes dos filhos requerem atenção dos pais. Ao perceberem que a recusa a determinados alimentos gera nos familiares preocupação e ansiedade, muitas crianças tendem a usar a alimentação como instrumento de chantagem e meio para a obtenção do que desejam. Ao manipular os pais, eles passam a dominar a situação e a demonstrar que a própria vontade é mais poderosa que as orientações maternas ou paternas. Em tais condições, é necessário que os pais tenham uma postura firme e estabeleçam limites.

## 11.19 Alimentação e TV

No momento das refeições, a melhor orientação é manter o televisor desligado ou, de preferência, não tê-lo no local de refeições. Nessa hora, é importante que a criança tenha a atenção voltada para os alimentos, para a mastigação e para o convívio familiar. Permitir que elas se alimentem e, ao mesmo tempo, assistam a programas de televisão, significa incentivá-las a contraírem um mau hábito, e as consequências aparecerão mais tarde; dentre elas, o sedentarismo e a obesidade.

Não se pode menosprezar o prejuízo que o excesso de tempo em frente à TV pode causar ao desenvolvimento infantil.

Por mais educativa que a programação possa ser, a interação com os desenhos e personagens animados é limitada. O ideal é interagir com outras crianças. O tempo excessivo em frente à televisão pode inibir, parcialmente, a criatividade infantil.

Compete aos pais acompanhá-las com atenção e investir em brincadeiras e atividades físicas diversas, como alternativas educativo-recreativas, extremamente benéficas ao desenvolvimento neuropsicomotor de seus filhos.

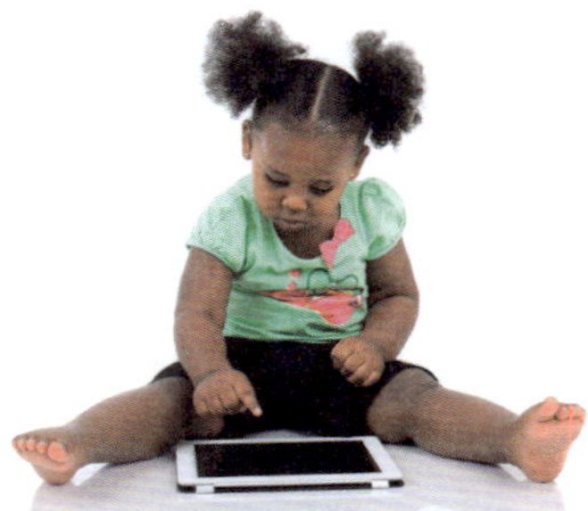

www.shutterstock.com

Atualmente, o *tablet* tornou-se o brinquedo preferido de muitas crianças, que passam horas entretidas diante do que se desenrola em sua tela. Não se recomenda o uso de *tablets* e televisores como babá eletrônica, porque bebês e crianças precisam de muitos outros estímulos para crescerem e desenvolverem, e não só os estímulos do tipo visual.

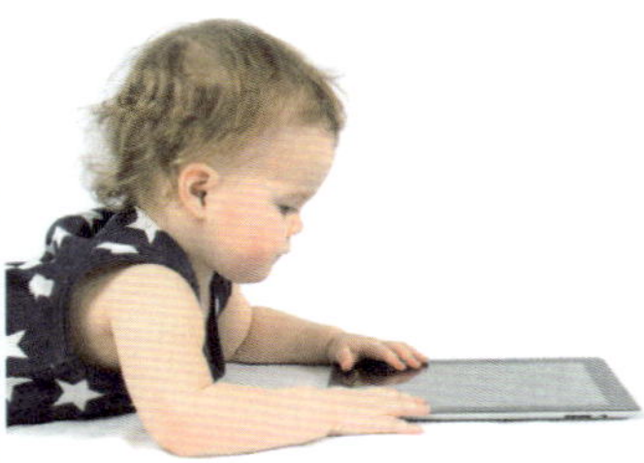

www.shutterstock.com

A Academia Americana de Pediatria recomenda que crianças menores de dois anos não passem muito tempo em frente a televisores e outras telas. A criança precisa interagir com outras crianças e familiares para desenvolver a linguagem e as habilidades motoras. A colocação de um televisor em quarto infantil não é, por isso, recomendável.

## 11.20 Chamando a atenção dos pais

Para a criança, a alimentação é um momento de contato afetivo e de formação de vínculo com os pais. Quando essa relação não vai bem, a criança deixa de comer para chamar a atenção. Ela espera, com essa atitude, que os pais se preocupem com ela e lhe deem mais atenção e carinho. Ao perceber que a tática funciona, passa a repetir, com frequência, esse comportamento, criando um círculo vicioso, difícil de ser interrompido. Convém que os pais, atentos, não se deixem levar por essa situação; que antes a percebam e reflitam sobre a forma mais adequada de lhe oferecer carinho e amor. Dar mais atenção à criança fora do horário das refeições é uma boa indicação.

## 11.21 Uso de copo ou xícara

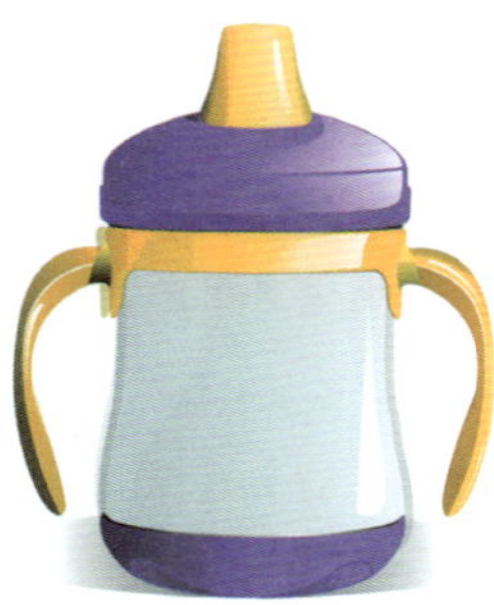

www.shutterstock.com

Os copos devem ter algumas características especiais para o manuseio do bebê: duas alças laterais que possibilitem o uso das mãos e que sejam feitos de material resistente, preferencialmente, inquebrável. Na fase inicial, os copos com tampa e bico são os mais indicados, porque permitem que o líquido seja sugado sem derramar o conteúdo.

Com o crescimento, por volta dos 18 meses, a criança passará a ter mais firmeza para segurar o copo sem tampa com as duas mãos. Em torno dos dois anos, já terá firmeza para segurá-lo com só uma das mãos. No início, por não ter ainda total coordenação motora, é provável que derrame o líquido. Isso, obviamente, deve ficar por conta do aprendizado.

## 11.22 Uso de/ colher

A colher deve ser de plástico ou metal forrado com teflon (para evitar o contato metálico direto com a língua), ter bordas arredondadas e fundo raso, com tamanho proporcional à boca da criança (WEFFORT et al., 2012).

A partir de um ano, a criança pode iniciar o manejo da colher. Por volta dos 18 meses, ela começará a se alimentar sozinha, mas derramando parte do conteúdo. As tentativas devem ser apoiadas e monitoradas com incentivo e naturalidade. A partir dos dois anos, ela já conseguirá levar a colher à boca, corretamente, e poderá alimentar-se sozinha, sem ajuda direta. É recomendável o uso de talheres típicos para crianças; normalmente, são mais leves, não têm pontas, facilitam o manuseio e não são afiados.

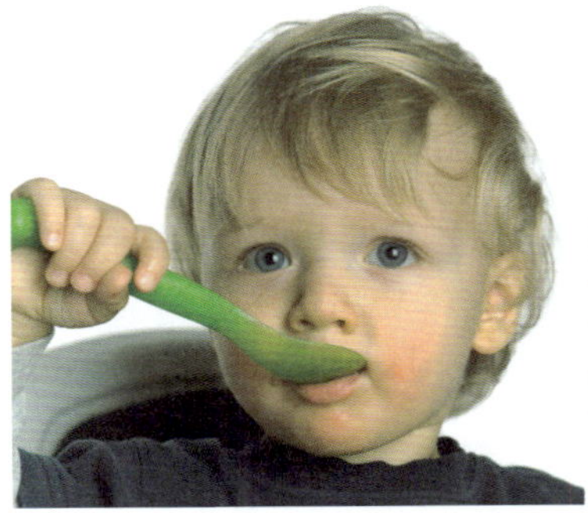


## 11.23 Estabeleça tempo de duração para cada refeição

É muito comum a queixa dos pais de que os filhos ficam longo período à mesa ou que, às vezes, demoram "uma eternidade" para terminar a refeição. Diante desse impasse, uma medida adequada seria estabelecer, previamente, um tempo definido para as refeições. Se nesse período as crianças não ingerirem os alimentos oferecidos, a refeição deve ser encerrada e, nessa hora, é importante que não se façam substituições. Um novo alimento só deverá ser oferecido no horário da próxima refeição, independentemente da quantidade ingerida (VITOLO, 2003).

## 11.24 Atividades físicas para bebês

A prática regular de atividades físicas, em qualquer fase da existência, constitui um dos fatores mais significativos para a manutenção de uma vida saudável. Essa constatação está presente na vida dos bebês. A atividade física deve ser estimulada desde os primeiros meses de vida.

Não é recomendável que os bebês fiquem grande parte do tempo em um carrinho ou berço. O ideal é que eles sejam estimulados, desde os primeiros meses de vida, com brinquedos, música e brincadeiras.

A escolha de uma atividade física infantil deve ser compatível a seu nível de desenvolvimento físico, habilidades e necessidades emocionais.

As atividades físicas, para bebês até dois anos de idade, são importantes porque desenvolvem as habilidades motoras, incentivam o aprendizado e a atenção, promovem o crescimento e fortalecem os ossos e músculos e mantêm o peso.

**Tipos de atividades físicas para bebês:**

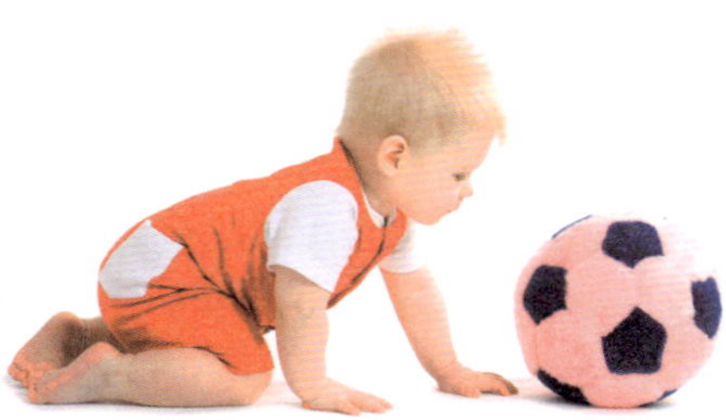



Eles devem ter espaço para brincar, para ficar no chão, para engatinhar, para ficar em pé, para se apoiar e andar. Nessa fase não é recomendado o uso de andador. É necessário que eles aprendam a explorar o ambiente e que possam fazê-lo com segurança, sob a supervisão de um adulto.

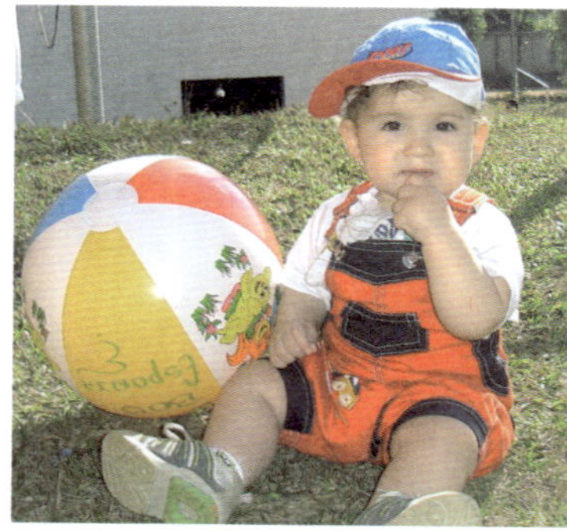



A participação dos pais é superimportante: podem sentar-se lado a lado, rolar com eles pelo chão, sorrir à vontade e abraçá-los descontraidamente. Essas demonstrações de carinho incentivam e transmitem segurança. Brincar com bola é uma atividade física que as crianças apreciam.

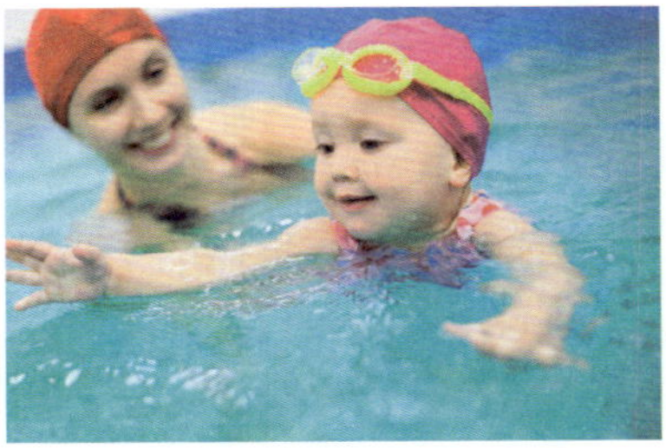

www.shutterstock.com

Outro exercício físico recomendado é a natação, uma atividade excelente para o desenvolvimento infantil. Através dela o bebê poderá fortalecer a musculatura, desenvolver a lateralidade, o equilíbrio, a orientação espacial e a coordenação motora (BORDIN & MACHADO, 2011).

## 11.25 Dez passos da alimentação saudável

**Dez passos da alimentação saudável**

(Ministério da Saúde, 2013)

**Passo 1** – Dar somente leite materno até os 6 meses, sem oferecer água, chás ou qualquer outro alimento.

**Passo 2** – Ao completar 6 meses, introduzir de forma lenta e gradual outros alimentos, mantendo o leite materno até os dois anos de idade ou mais.

**Passo 3** – Ao completar 6 meses, dar alimentos complementares (cereais, tubérculos, carnes, leguminosas, frutas e legumes) três vezes ao dia, se a criança estiver em aleitamento materno.

**Passo 4** – A alimentação complementar deve ser oferecida de acordo com os horários de refeição da família, em intervalos regulares e de forma a respeitar o apetite da criança.

**Passo 5** – A alimentação complementar deve ser espessa desde o início e oferecida por meio de colher; iniciar com a consistência pastosa (papas/purês) e, gradativa-mente, aumentar a consistência até chegar à alimentação da família.

**Passo 6** – Oferecer à criança diferentes alimentos ao dia. Uma alimentação variada é uma alimentação colorida.

**Passo 7** – Estimular o consumo diário de frutas, verduras e legumes nas refeições.

**Passo 8** – Evitar açúcar, café, enlatados, frituras, refrigerantes, balas, salgadinhos e outras guloseimas, nos primeiros anos de vida. Usa sal com moderação.

**Passo 9** – Cuidar da higiene no preparo e manuseio dos alimentos; garantir armazenamento e conservação adequados.

**Passo 10** – Estimular a criança doente e convalescente a se alimentar, oferecendo sua alimentação habitual e seus alimentos preferidos, respeitando a sua aceitação.

Capítulo 12

# RECEITAS DE PAPINHAS

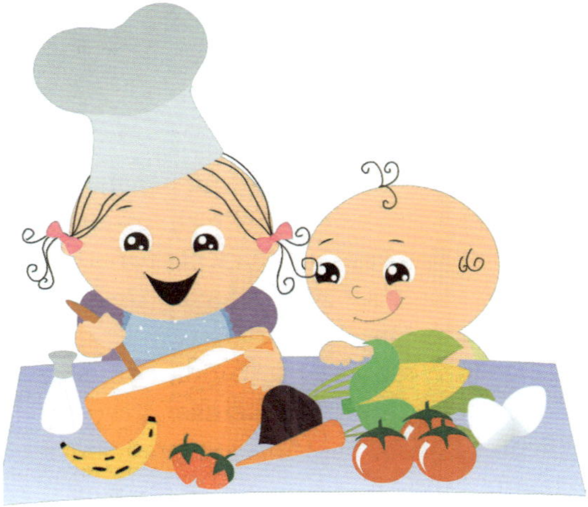

As receitas apresentadas neste livro representam algumas sugestões de inúmeras preparações que as mães podem fazer para os bebês, sempre com a preocupação de uma alimentação nutritiva e com ingredientes que agradam ao paladar infantil.

Não esqueça da higienização dos alimentos segundo o capítulo 6.

## 12.1 Primeira papinha

**Ingredientes:**

30 gramas (2 colheres de sopa) de peito de frango sem pele
1 cenoura pequena cortada em cubos
1 mandioquinha pequena cortada em cubos
1 colher (chá) de cebola ralada
1 colher (chá) de azeite

**Modo de preparo:**

Higienize bem os legumes. Numa panela, coloque o peito de frango sem pele, cortado em pequenos pedaços, a cebola ralada e água suficiente para o cozimento. Não acrescente sal nem refogue. Deixe cozinhar em fogo brando. Quando o frango estiver quase cozido, acrescente a cenoura e a mandioquinha cortadas em pequenos cubos e deixe cozinhar até que todos os ingredientes fiquem bem macios, praticamente desmanchando. Após o cozimento, acrescente o azeite. Amasse com um garfo e ofereça à criança.

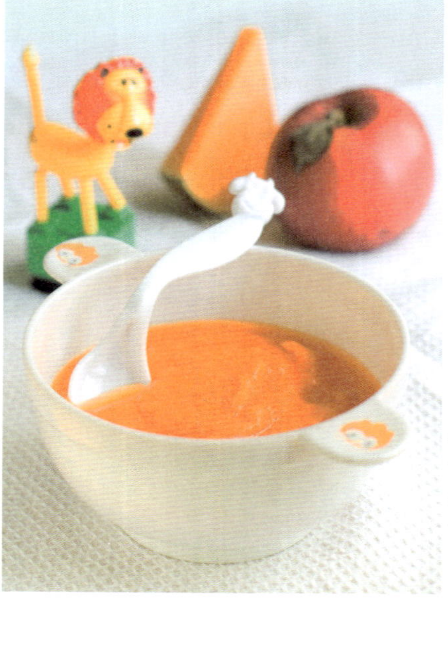

www.shutterstock.com

## 12.2 Papa de carne com abóbora e vagem

**Ingredientes:**

30 gramas (2 colheres de sopa) de carne bovina magra
1 batata pequena cortada em cubos
½ xícara (chá) de abóbora picada
½ xícara (chá) de couve-flor picada
2 colheres (sopa) de vagem picada
1 colher (chá) de cebola ralada
1 colher (chá) de óleo vegetal
1 colher (chá) de salsinha picada

**Modo de preparo:**

Coloque em uma panela um pouco de água, apenas o suficiente para cozinhar os ingredientes. Quando a água levantar fervura, acrescente a carne, a cebola, a salsinha, e deixe cozinhar em fogo brando. Quando a carne estiver quase cozida, acrescente a batata e os legumes. Continue o cozimento até que todos os ingredientes fiquem bem macios. Após o cozimento, acrescente o óleo e amasse com o garfo.

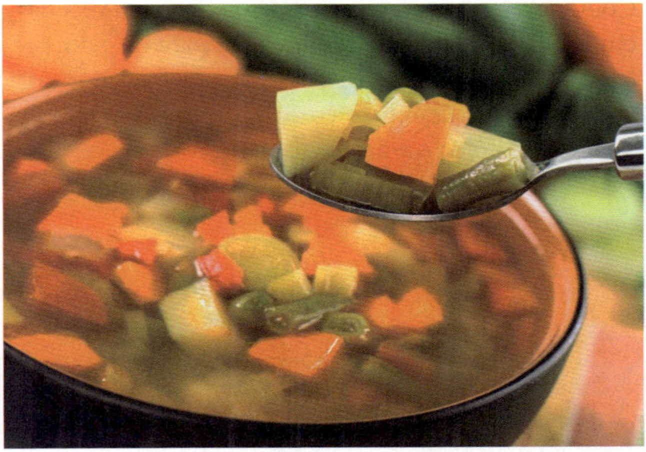

www.shutterstock.com

## 12.3 Papa de carne com legumes

**Ingredientes:**

30 gramas (2 colheres de sopa) de carne bovina magra cortada em pequenos pedaços
½ xícara (chá) de cenoura cortada em cubos
½ xícara (chá) de abobrinha cortada em cubos
½ xícara (chá) de inhame cortado em cubos
½ tomate pequeno, sem pele e sem sementes
1 colher (chá) de óleo vegetal
1 colher (chá) de salsinha picada
1 colher (chá) de cebola ralada

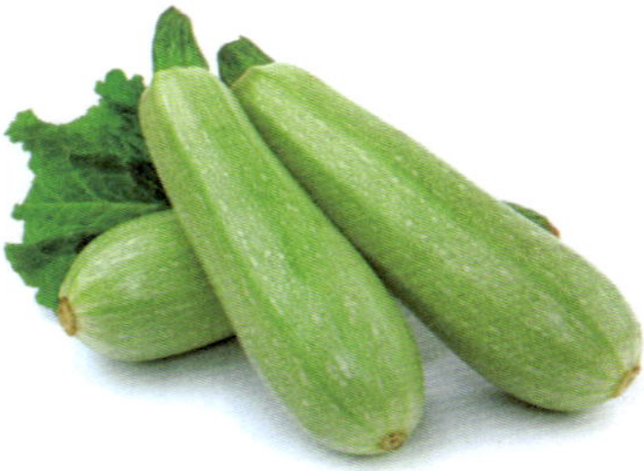



**Modo de preparo:**

Coloque todos os ingredientes (exceto o óleo vegetal) em uma panela com água suficiente para o cozimento. Deixe cozinhar em fogo brando até que todos os ingredientes fiquem bem cozidos. Após o cozimento, acrescente o óleo e amasse com o garfo.

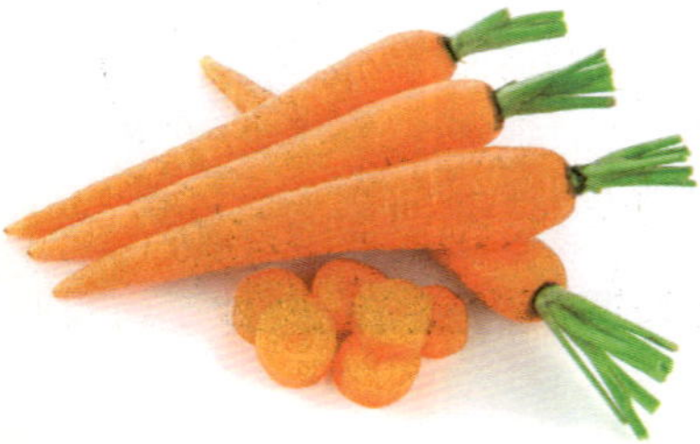

## 12.4 Papa de macarrão com carne

**Ingredientes:**

40 gramas (2 colheres de sopa cheias) de carne bovina magra
1 batata pequena cortada em cubos
1 xícara (chá) de brócolis cortado em pedaços pequenos
1 colher (chá) de cebola ralada
1 novelo de macarrão "estrelinha"
1 colher (chá) de azeite
½ dente de alho picado
1 colher (chá) de salsinha picada

**Modo de preparo:**

Coloque em uma panela a carne (cortada em pedaços pequenos), a cebola, o alho e água suficiente para o cozimento. Quando a carne estiver macia, acrescente a batata e o brócolis. Deixe cozinhar em fogo brando. Após 5 minutos, adicione o macarrão e a salsinha picada. Se necessário, acrescente mais água. Cozinhe até que todos os ingredientes estejam bem macios. Amasse com um garfo, coloque o azeite e ofereça à criança.

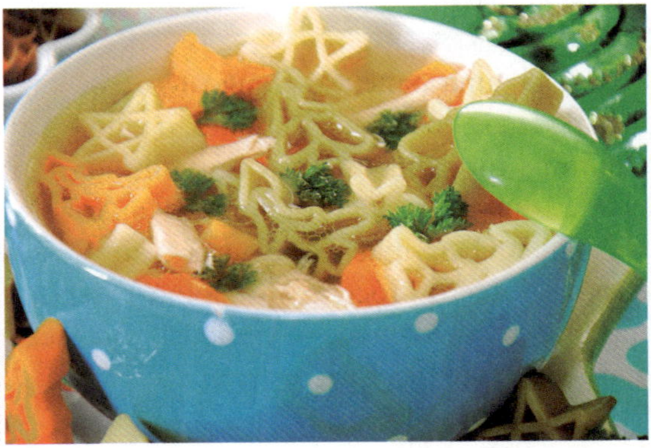

www.shutterstock.com

## 12.5 Papa de arroz, cenoura, brócolis e frango

**Ingredientes:**

½ filé (2 colheres de sopa) de frango
1 colher (sopa) de arroz cru, lavado
½ cenoura pequena ralada
½ xícara (chá) de brócolis picado
½ xícara (chá) de repolho
1 colher (chá) de óleo vegetal
1 colher (chá) de cebola ralada
½ dente de alho

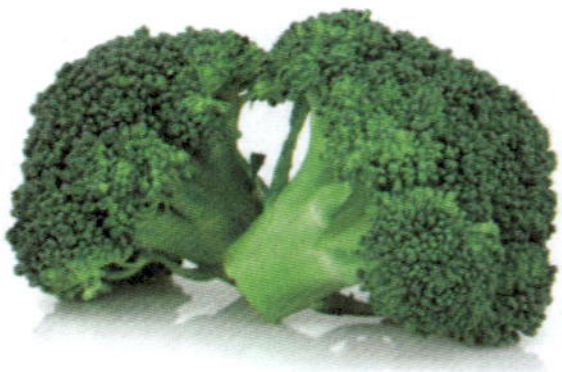

www.shutterstock.com

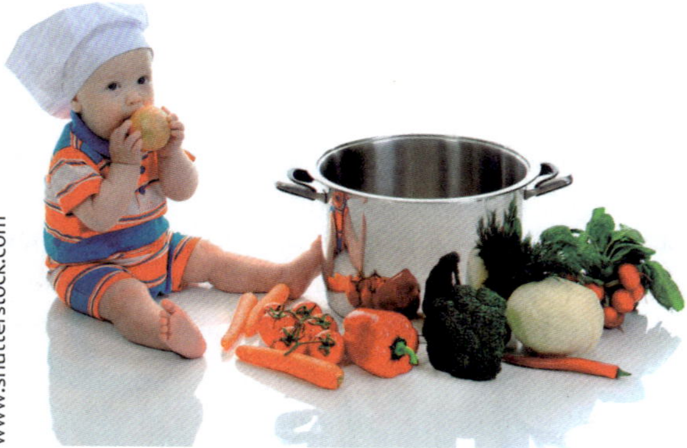

www.shutterstock.com

**Modo de preparo:**

Coloque em uma panela o frango (cortado em pequenos pedaços), o arroz, a cenoura, o alho e a cebola. Cubra os ingredientes com água filtrada. Tampe e deixe cozinhar em fogo brando até que os ingredientes fiquem bem macios. Se necessário, acrescente mais água. Junte o brócolis, o repolho e deixe cozinhar por aproximadamente 10 minutos. Acrescente o óleo. Amasse com um garfo e ofereça à criança.

## 12.6 Papa de frango, cenoura e folhas de agrião

**Ingredientes:**

2 colheres (sopa) de peito de frango sem pele
½ mandioca pequena
½ cenoura média
½ cará pequeno
6 folhas de agrião
½ tomate sem pele e sem sementes
1 colher (chá) de cebola ralada
½ dente de alho picado
1 colher (chá) de óleo vegetal

**Modo de preparo:**

Corte a carne em pequenos pedaços e coloque em uma panela com água suficiente para o cozimento e acrescente a cebola e o alho. Quando a carne estiver quase cozida, adicione a mandioca, a cenoura, o cará e o tomate. Tampe a panela e continue o cozimento até amolecer os ingredientes. Por fim, junte as folhas de agrião e cozinhe por mais 5 minutos. Após o cozimento, coloque o óleo vegetal. Se preferir, adicione uma colher (sopa) de feijão. Amasse com um garfo.

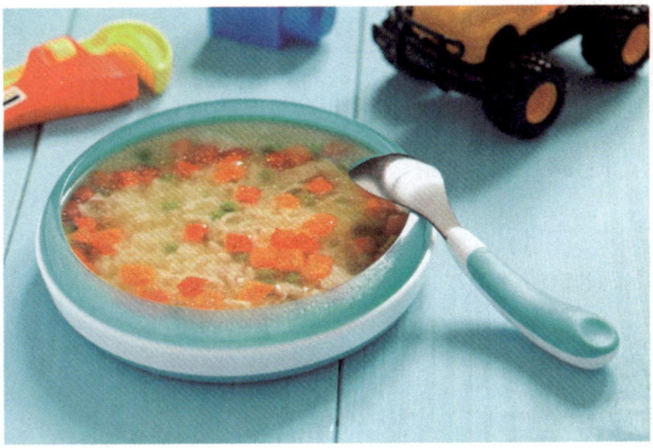

www.shutterstock.com

## 12.7 Papa de carne moída, abóbora e feijão

**Ingredientes:**

30 gramas (2 colheres de sopa) de carne moída
1 colher (sopa) de feijão previamente cozido
½ xícara (chá) de mandioca picada
½ xícara (chá) de abóbora picada
½ xícara (chá) de chuchu picado
1 colher (chá) de óleo vegetal
1 colher (chá) de cebola ralada
½ dente de alho picado
1 colher (chá) de salsinha picada

**Modo de preparo:**

Numa panela, coloque a carne moída, a cebola, o alho, a salsinha e água suficiente para o cozimento. Deixe cozinhar em fogo brando. Quando a carne estiver quase cozida, junte a mandioca, a abóbora e o chuchu. Continue o cozimento até que todos os ingredientes fiquem bem macios. Se necessário, adicione mais água. Após o cozimento, acrescente o feijão e o óleo. Amasse com um garfo e ofereça à criança.

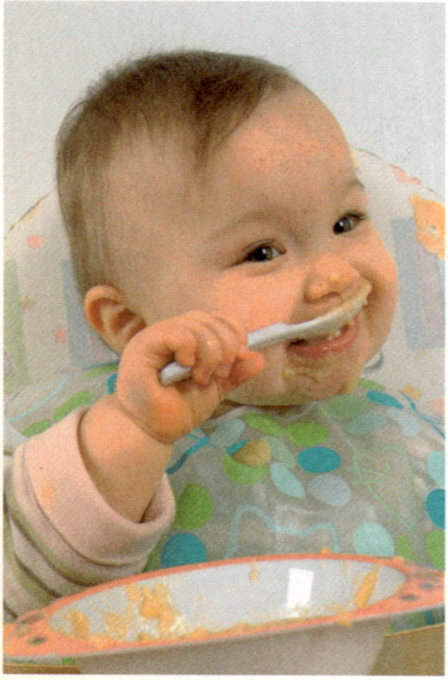

www.shutterstock.com

**Dica: O feijão pode ser substituído por ervilha, grão-de-bico ou lentilha.**

## 12.8 Papa de peixe com legumes

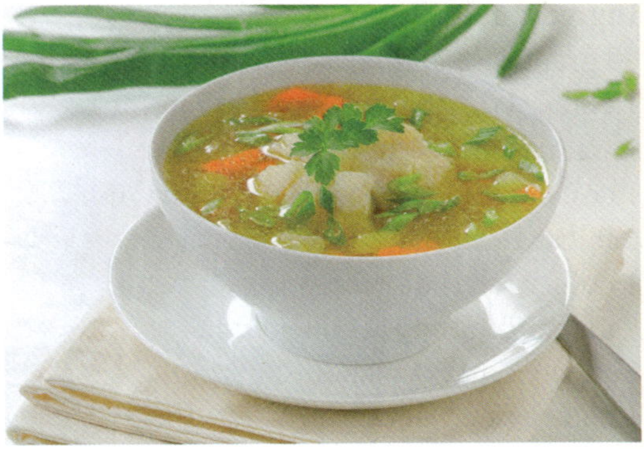


**Ingredientes:**
30 gramas (2 colheres de sopa) de filé de peixe em postas, sem espinhos
½ xícara (chá) de batata picada
1 tomate maduro
½ xícara (chá) de cenoura picada
1 colher (chá) de azeite
1 colher (chá) de cebola ralada
½ dente de alho picado
1 colher (chá) de salsinha picada
1 colher (chá) de cebolinha picada

**Modo de preparo:**

**Primeiro:** em uma panela coloque a batata, a cenoura, um pouco de água e deixe cozinhar. Reserve.
**Segundo:** no liquidificador, bata o tomate até que forme um molho. Transfira o conteúdo para uma panela, juntamente com o alho e a cebola, acrescente o filé de peixe em postas, a salsinha, a cebolinha e deixe cozinhar.
**Terceiro:** junte a batata e a cenoura ao peixe e cozinhe por mais 5 minutos.
Após o cozimento, adicione o azeite. Amasse com o garfo.

**Dica: Regue o peixe com um pouquinho de suco de laranja. Se desejar, acrescente uma colher (sopa) de feijão branco, previamente cozido.**

## 12.9 Papa de ervilha, músculo e macarrão

**Ingredientes:**

40 gramas (2 colheres de sopa cheias) de músculo moído
1 colher (sopa) de ervilha fresca
1 xícara (chá) de abóbora picada
1 colher (sopa) de macarrão "conchinha"
6 folhas de agrião
1 colher (chá) de cebola ralada
½ dente de alho
1 colher (chá) de cebolinha picada
1 colher (chá) de azeite

**Modo de preparo:**

Numa panela coloque um pouco de água, o músculo cortado em pequenos pedaços, a abóbora, a cebola ralada, o alho e a cebolinha. Não refogue nem use sal. Tampe e cozinhe até que a carne fique macia. Se necessário, acrescente mais água. Junte o macarrão e a ervilha e volte a cozinhar até que todos os ingredientes estejam bem macios. Acrescente as folhas de agrião e cozinhe por mais 5 minutos. Após o cozimento, coloque o azeite. Amasse com um garfo e ofereça à criança.

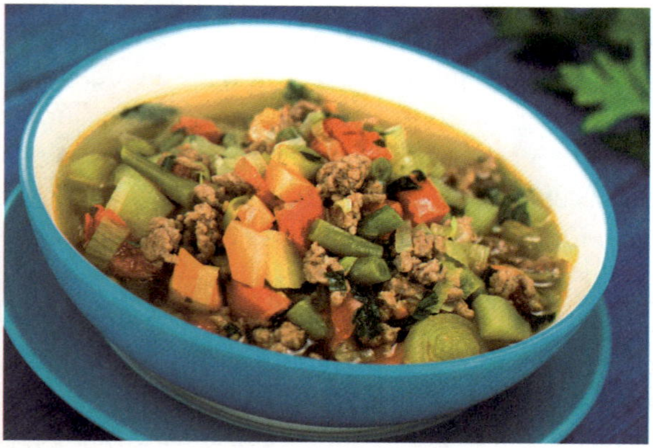

www.shutterstock.com

## 12.10 Papa de caldo de feijão e gema de ovo

**Ingredientes:**

1 xícara (chá) de feijão, já temperado
½ xícara (chá) de abóbora picada
½ batata média picada
1 gema de ovo cozida
1 colher (chá) de azeite

**Modo de preparo:**

Coloque em uma panela o caldo de feijão, a abóbora e a batata. Deixe cozinhar em fogo brando até que os ingredientes estejam macios. Após o cozimento, acrescente a gema de ovo cozida e cortada em pedaços pequenos. Coloque o azeite e amasse com um garfo.

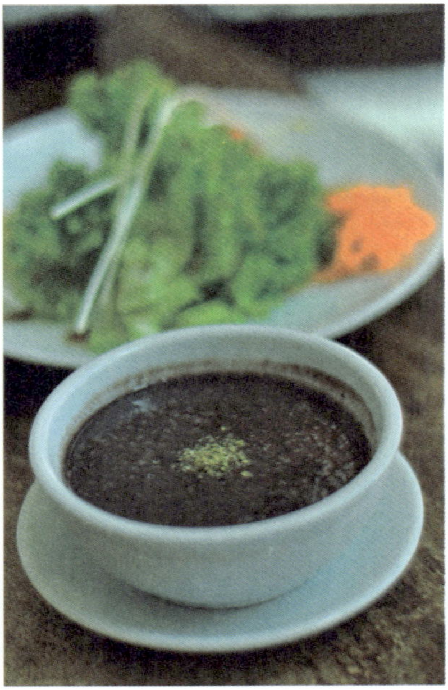

www.shutterstock.com

## 12.11 Papa de músculo, fubá e couve

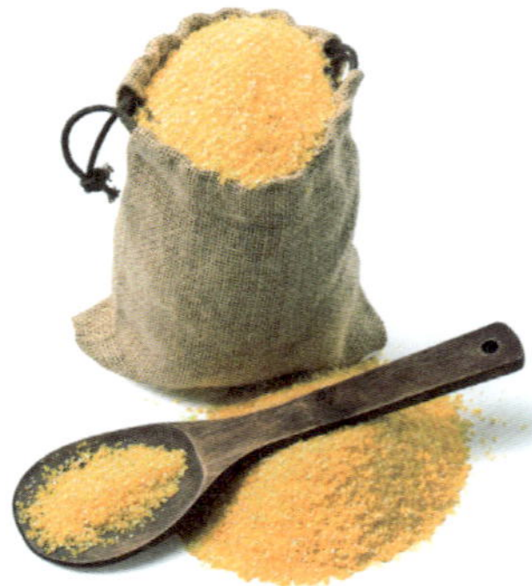

www.shutterstock.com

**Ingredientes:**

40 gramas (2 colheres de sopa cheias) de músculo picado
4 colheres (sopa) de fubá
2 colheres (sopa) de feijão previamente cozido
2 colheres (sopa) de couve picada
1 colher (chá) de cebola ralada
½ dente de alho
1 colher (chá) de óleo vegetal

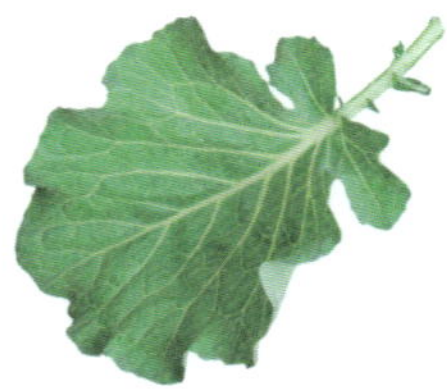

www.shutterstock.com

**Modo de preparo:**

Coloque em uma panela, aproximadamente, 400ml de água para ferver. Quando a água entrar em ebulição, acrescente o músculo, o fubá e os temperos. Mexa, continuamente, até que o caldo fique consistente. Por último, adicione a couve bem picada, o feijão e deixe cozinhar em fogo brando por mais 5 minutos. Acrescente o óleo e amasse com um garfo.

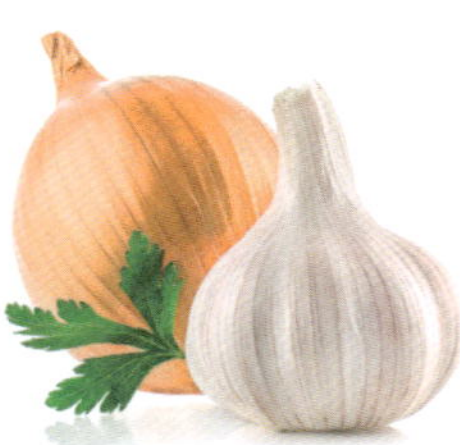

www.shutterstock.com

## 12.12 Papa de frango com aveia

**Ingredientes:**

30 gramas (2 colheres de sopa) de peito de frango, cortados em cubos
1 xícara (chá) de mandioquinha, cortada em cubos
1 tomate picado, sem pele e sem sementes
1 xícara (chá) de leite
1 colher (sopa) de aveia
1 colher (chá) de azeite
1 colher (chá) de salsinha picada
1 colher (chá) de cebola ralada

**Modo de preparo:**

Coloque em uma panela o frango, a cebola e o tomate. Adicione água filtrada e cozinhe por, aproximadamente, 20 minutos. Reserve. Bata no liquidificador a mandioquinha (previamente cozida) com o leite e despeje no frango. Junte a salsinha e a aveia. Cozinhe em fogo brando, mexendo sempre até que fique um caldo encorpado. Acrescente o azeite e amasse com um garfo. Ofereça à criança.

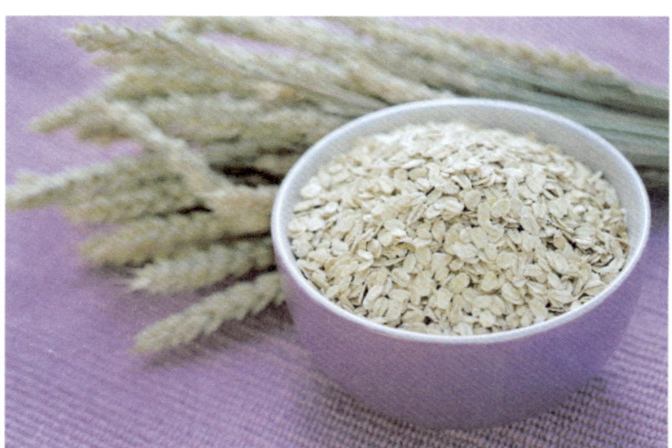

www.shutterstock.com

## 12.13 Papa de fígado, mandioquinha e couve

**Ingredientes:**

½ bife (2 colheres de sopa) de fígado de boi, picado
1 mandioquinha média, cortada em cubos
½ abobrinha cortada em cubinhos
½ tomate pequeno, sem pele e sem sementes
1 xícara (chá) de couve picada
1 colher (chá) de azeite
1 colher (chá) de cebola ralada
1 colher (chá) de salsinha picada

**Modo de preparo:**

Coloque em uma panela, aproximadamente, ½ litro de água filtrada. Quando a água levantar fervura, adicione o fígado, a mandioquinha e a cebola. Deixe cozinhar em fogo brando até que os ingredientes fiquem bem cozidos. Se necessário, acrescente mais água. Junte o tomate, a couve, a abobrinha, a salsinha e deixe cozinhar por mais 5 minutos. Coloque o azeite após o cozimento. Amasse com um garfo e ofereça à criança.

**Substituições: A mandioquinha pode ser substituída por inhame, cará, batata-doce ou mandioca.**

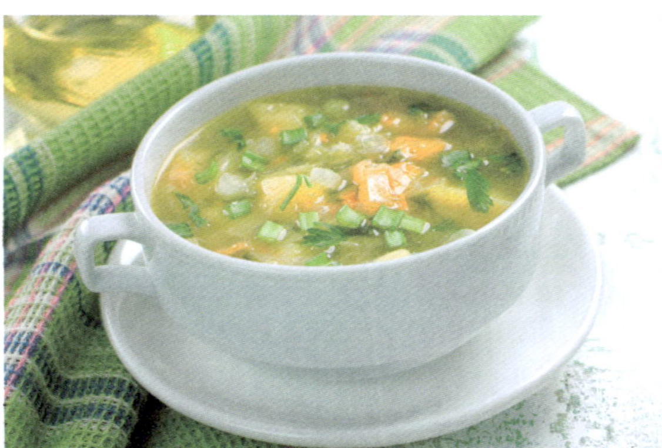

www.shutterstock.com

## 12.14 Papa de peixe, batata e brócolis

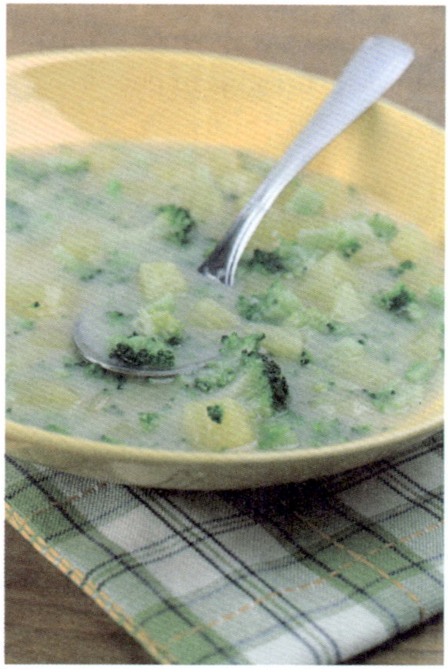


**Ingredientes:**

½ filé de peixe fresco cortado em pedaços pequenos, sem pele e sem espinhas
½ batata média, picada em pedaços pequenos
½ xícara (chá) de brócolis picado
½ xícara (chá) de ervilha
1 colher (chá) de cebola ralada
½ dente de alho picado
1 colher (chá) de salsinha picada
1 colher (chá) de azeite

**Modo de preparo:**

Em uma panela, coloque o peixe, a batata e os temperos. Adicione um pouco de água e deixe cozinhar. Acrescente o brócolis, a ervilha e deixe cozinhar mais um pouco, até que todos os ingredientes fiquem bem cozidos, quase desmanchando. Após o cozimento, acrescente o azeite. Amasse com um garfo e sirva.

## 12.15 Arroz colorido

**Ingredientes:**

1 xícara (chá) de arroz lavado e escorrido
1 colher (sobremesa) de cebola picada
1 colher (chá) de azeite
½ xícara (chá) de espinafre picado
1 colher (chá) de salsinha picada
1 xícara (chá) de água

**Modo de preparo:**

Bata todos os ingredientes no liquidificador, exceto o arroz. Cozinhe o arroz separadamente e, depois, junte a mistura ao arroz, ainda quente. Espere esfriar, amasse com um garfo e sirva.

**Substituições:** Beterraba, espinafre ou brócolis.

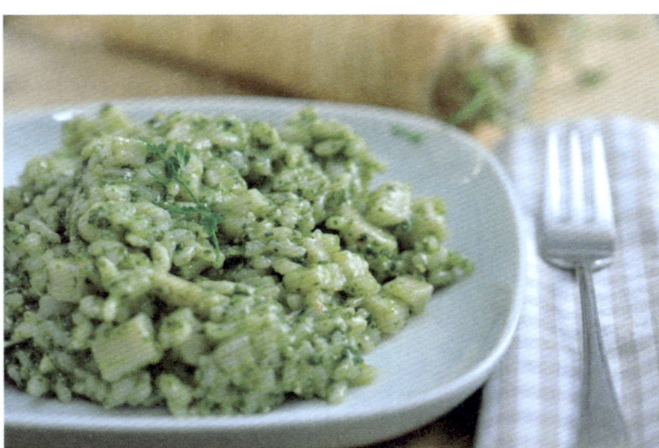

www.shutterstock.com

## 12.16 Arroz fantasia

**Ingredientes:**

½ xícara (chá) de arroz lavado e escorrido
½ cenoura pequena cortada em cubinhos
½ xícara (chá) de ervilha
½ xícara (chá) de brócolis picado
1 xícara (chá) de água
1 colher (chá) de cebola picada
½ dente de alho picado
1 colher (chá) de azeite

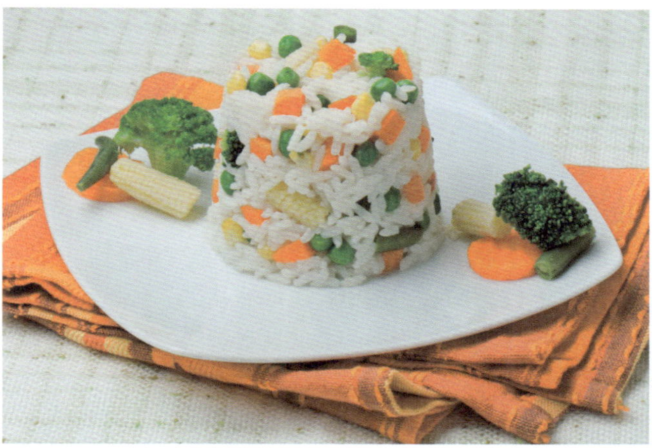
www.shutterstock.com

**Modo de preparo:**

Em uma panela, coloque todos os ingredientes (exceto o azeite) e deixe cozinhar bem. Se necessário, acrescente mais água. Após o cozimento, coloque o azeite. Espere esfriar, amasse com um garfo e sirva.

Capítulo 13

# SUGESTÕES DE CARDÁPIOS

Neste capítulo são apresentadas sugestões de cardápios com a finalidade de se obter o planejamento da alimentação para a semana.

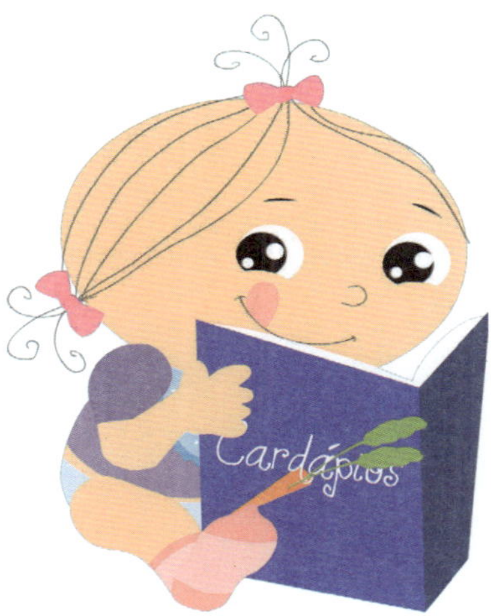

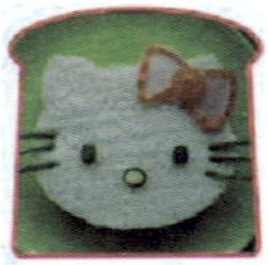

## Opção 1

| HORÁRIO | Entre 6h e 8h | Entre 9h e 10h | Refeição principal 12h | Entre 15h e 18h | 21h |
|---|---|---|---|---|---|
| 2ª-feira | Leite materno | Papa de banana | Frango, abobrinha, cenoura e mandioquinha. Suco de melancia | Leite materno | Leite materno |
| 3ª-feira | Leite materno | Papa de mamão | Carne magra, chuchu, batata, beterraba Suco de laranja | Leite materno | Leite materno |
| 4ª-feira | Leite materno | Papa de maçã | Frango, batata-doce, couve-flor, cenoura, feijão Suco de goiaba | Leite materno | Leite materno |
| 5ª-feira | Leite materno | Papa de pera | Carne magra, feijão, macarrão, brócolis Suco de melão | Leite materno | Leite materno |
| 6ª-feira | Leite materno | Papa de banana | Frango, abóbora, mandioca, arroz, feijão Suco de manga | Leite materno | Leite materno |
| Sábado | Leite materno | Papa de mamão | Músculo, fubá, feijão, couve manteiga Suco de maçã | Leite materno | Leite materno |
| Domingo | Leite materno | Papa de maçã | Frango, lentilha, macarrão, acelga Suco de laranja com acerola | Leite materno | Leite materno |

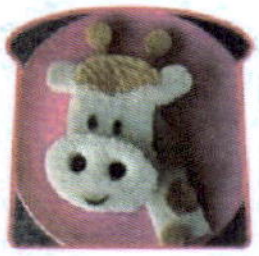

# Opção 2

| HORÁRIO | Entre 6h e 8h | Entre 9h e 10h | Almoço 11h-12h (papa amassada) | Entre 15h e 18h | 21h |
|---|---|---|---|---|---|
| 2ª-feira | Leite materno | Papa de pera | Frango, mandioquinha, abobrinha, espinafre Suco de melão | Leite materno | Leite materno |
| 3ª-feira | Leite materno | Papa de mamão | Músculo, feijão, arroz, abóbora, chuchu, beterraba Água de coco | Leite materno | Leite materno |
| 4ª-feira | Leite materno | Maçã raspada | Frango com ervilha fresca, macarrão, vagem, cenoura. Suco de pera com laranja-lima | Leite materno | Leite materno |
| 5ª-feira | Leite materno | Papa de banana | Carne magra, lentilha, batata-doce, tomate, cenoura. Suco de melancia e maçã | Leite materno | Leite materno |
| 6ª-feira | Leite materno | Papa de abacate | Peito de frango com quiabo, feijão, arroz, mandioca, tomate. Suco de manga | Leite materno | Leite materno |
| Sábado | Leite materno | Papa de mamão com laranja | Gema de ovo, feijão, arroz, purê de batata, couve. Suco de laranja com cenoura | Leite materno | Leite materno |
| Domingo | Leite materno | Papa de manga | Carne magra, feijão, arroz, inhame, abóbora, brócolis Suco de kiwi | Leite materno | Leite materno |

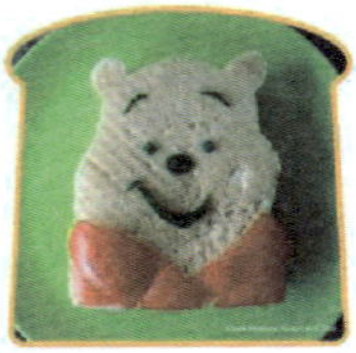

# Opção 3

| HORÁRIO | Entre 6h e 8h | 10h | Almoço 12h (papa amassada) | 15h | Jantar 18h | 21h |
|---|---|---|---|---|---|---|
| 2ª-feira | Leite materno | Goiaba | Peixe, purê de batata, tomate, brócolis. Suco de laranja | Leite materno | Frango, purê de grão-de-bico, batata-doce, quiabo, almeirão e arroz. | Leite materno |
| 3ª-feira | Leite materno | Abacate amassado com leite | Carne magra, mandioquinha, feijão, chuchu, cenoura. Suco de pera. | Leite materno | Carne, abóbora, cará, brócolis, arroz, ervilha. | Leite materno |
| 4ª-feira | Leite materno | Manga | Cozido de frango com legumes e macarrão. Suco de goiaba | Leite materno | Fígado de galinha, batata, cenoura, couve, arroz, feijão. | Leite materno |
| 5ª-feira | Leite materno | Pera raspada | Ovo cozido, feijão, arroz, abobrinha. Suco laranja com mamão | Leite materno | Arroz, feijão preto, purê de batata com abóbora, repolho refogado com carne moída. | Leite materno |
| 6ª-feira | Leite materno | Banana amassada | Fígado, mandioca, cenoura, tomate, espinafre. Suco de maracujá | Leite materno | Arroz, feijão, escarola, ovo cozido, tomate cereja. | Leite materno |
| Sábado | Leite materno | Mamão e laranja | Músculo, inhame, beterraba, vagem, couve-flor. Suco de manga | Leite materno | Macarrão com brócolis, peixe. | Leite materno |
| Domingo | Leite materno | Maçã raspada | Carne, caldo de feijão, fubá, almeirão. Suco de caju | Leite materno | Feijão cozido com beterraba, arroz, frango com abóbora, mandioquinha na salsa. | Leite materno |

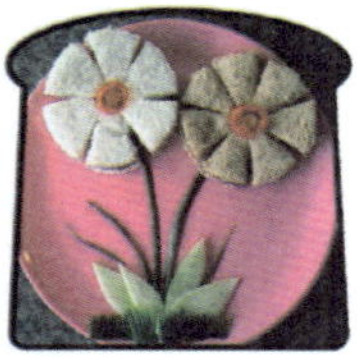

# Opção 4

| HORÁRIO | Entre 6h e 8h | 10h | Almoço 12h | 15h | Jantar 19h | 21h |
|---|---|---|---|---|---|---|
| 2ª-feira | Leite materno | Mamão com ameixa | Peixe, arroz, feijão, purê de batata, agrião e tomate **Sobremesa**: pêssego | Leite materno | Carne moída, feijão branco, arroz, beterraba e escarola. | Leite materno |
| 3ª-feira | Leite materno | Banana | Fígado, feijão, arroz com brócolis, purê de mandioquinha, repolho roxo. Sobremesa: suco de caju | Leite materno | Frango desfiado, legumes variados, farofinha de couve | Leite materno |
| 4ª-feira | Leite materno | Laranja | Ovo cozido, arroz, lentilha, batata, couve-flor Sobremesa: suco de goiaba | Leite materno | Macarrão ao sugo, minialmôndegas, salada de alface com tomate | Leite materno |
| 5ª-feira | Leite materno | Pera | Músculo, purê de grão-de-bico, cenoura ralada, inhame, vagem refogada com chuchu Sobremesa: suco de abacaxi | Leite materno | Filezinho de peixe em tirinhas, batata, espinafre, arroz com beterraba ralada | Leite materno |
| 6ª-feira | Leite materno | Morango | Frango assado, feijão, mandioca, vagem, arroz. Sobremesa: suco de tangerina | Leite materno | Carne moída, ervilha fresca, abóbora, macarrão, escarola. | Leite materno |
| Sábado | Leite materno | Abacate | Peixe, arroz com brócolis, feijão, batata na salsa Sobremesa: kiwi | Leite materno | Ovo cozido, feijão, mandioquinha, beterraba, espinafre. | Leite materno |
| Domingo | Leite materno | Manga | Macarrão ao sugo, sobrecoxa ao molho de laranja, escarola refogada Sobremesa: suco de laranja com acerola | Leite materno | Carne magra desfiada, feijão, cará, abóbora, couve manteiga. | Leite materno |

# Referências


AKOBENG, A.K.; RAMANAN, A.V.; BUCHAN, I. et al. "Effect of breast feeding on risk of coeliac disease: a systematic review and meta-analysis of observational studies". Arch Dis Child. 91, 2006, p. 39-43 [Citado no livro].

ALMEIDA, S.S.; NASCIMENTO, P.C.B.D. & QUAIOTI, T.C.B. "Quantidade e qualidade de produtos alimentícios anunciados na televisão brasileira". Rev. Saúde Pública 36, 2002, p. 353-355.

AMERICAN ACADEMY OF PEDIATRICS. Commitee on Nutrition. Formula feeding of term. Infants. In: Pediatric nutrition handbook. 5. ed. Nova York: APP Press, 2005 [Citado no livro]

______ . Committee on Nutrition. Current legislation and regulations for infant formulas. In: Pediatric nutrition handbook. 5. ed. Nova York: AAP Press, 2004.

______ . Committee on Drugs. The Transfer of Drugs and other Chemicals Into Human Milk. Pediatrics 3 (108), 2001, p. 776-789 [Citado no livro].

ANCONA LOPEZ, F. Aleitamento materno e alimentação no primeiro ano de vida. In: CARVALHO, E.S & CARVALHO, W.B. Terapêutica e prática pediátrica. 2. ed. Rio de Janeiro: Atheneu, 2001.

ANDRADE, T.M. & MORAES, D.E.B. "Análise da queixa: 'meu filho não come'". Rev. Paul. Pediatr. 20 (1), 2002, p. 30-36.

ANVISA. Agência Nacional da Saúde/Ministério da Saúde. Bisfenol: <http://portal.anvisa.gov.br/wps/portal/anvisa/anvisa/home/alimentos/!ut/p/c4/04_SB8K8xLLM9MSSzPy8xBz9CP0os3hnd0cPE3MfAwMDMydnA093Uz8z00B_A3cvA_2CbEdFADQgSKI!/?1dmy&urile=wcm%3Apath%3A/anvisa+portal/anvisa/inicio/alimentos/publicacao+alimentos/bisfenol+a>. Acesso em: 9/2/2013 [Citado no livro].

BALABAN, G. & SILVA, G.A.P. "Efeito protetor do alimento materno contra a obesidade infantil". Jornal de Pediatria 80 (1), 2004, p. 7-16.

BARROS FILHO, A.A.; BARBIERI, M.A.; SANTORO, J.R. & BETTIOL, H. "Crescimento de lactentes até os 6 meses de idade alimentados com leite materno e com leite artificial". Medicina 29 (4), 1996; p. 479-487. Ribeirão Preto. Disponível em: <http://revista.fmrp.usp.br/1996/vol29n4/Crescimento_lactentes_ate_6meses_1996.pdf> Acesso em 07/02/2013.

BASSO, R. Bioquímica e metabolismo dos lipídeos. In: SILVA, S.M.C.S. & MURA, J.D.P. Tratado de alimentação, nutrição e dietoterapia. 2. ed. São Paulo: Roca, 2011, p. 55-74 [Citado no livro].

BIBLIOTECA VIRTUAL EM SAÚDE/MINISTÉRIO DA SAÚDE. Amamentação e uso de medicamentos: Disponível em: <http://bvsms.saude.gov.br/bvs/publicacoes/amamentacao_uso_medicamentos_2ed.pdf>. Acesso em 02/02/2013 [Citado no livro].

BIRCH, L.L. & FISHER, J.O. "Development of eating behaviors among children and adolescents". Pediatrics, v. 101, n. 3 Pt. 2, 1998, p. 539-549 [Citado no livro].

BORDIN, A.B. & MACHADO, C.A.A.A. Atividade física. In: BORDIN, A.B. & MACHADO, C.A.A.A. Alimentação infantil:

cartilha de orientação aos pais. 2. ed. Curitiba: Secretaria Municipal da Saúde, 2011, p. 79-82 [Citado no livro].

BRASIL, A.L.D. & MORAES, D.E.B. A criança que não come. In: NÓBREGA, J.F. Vínculo mãe-filho. Rio de Janeiro: Revinter; 2005.

BRASIL/MINISTÉRIO DA SAÚDE/SECRETARIA DE ATENÇÃO À SAÚDE/DEPARTAMENTO DE AÇÕES PROGRAMÁTICAS ESTRATÉGICAS. Atenção humanizada ao recém-nascido de baixo peso: Método Canguru. 2. ed. Brasília: Editora do Ministério da Saúde, 2011, 204 p. (il.) (Série A. Normas e manuais técnicos) [Citado no livro].

______. Saúde da criança – Nutrição infantil: aleitamento materno e alimentação complementar. Brasília: Editora do Ministério da Saúde, 2009, 112 p. (il.) (Série A. Normas e manuais técnicos) (Cadernos de Atenção Básica, n. 23) [Citado no livro].

______. Atendimento à saúde e desenvolvimento da criança: Cartão da criança. Brasília: Ministério da Saúde, 2005.

______. Vitamina A mais – Programa Nacional de Suplementação de Vitamina A: condutas gerais. Brasília: Ministério da Saúde, 2004.

BRICKS, L.F.; BOURROU, M.L.M. & SZARFARC, S.C. Anemias carenciais. In: MARCONDES, E. et al. Pediatria básica: pediatria clínica geral. 9. ed. São Paulo: Sarvier, 2003.

CARDOSO, A.L.; LOPES, L.A. & TADDEI, J.A.A.C. (orgs.). Tópicos atuais em nutrologia pediátrica. São Paulo: Atheneu, 2004.

CARVALHO, E. & BERNAL, G.A. Alimentação para lactentes de 6 a 12 meses. In: Temas de Pediatria, n. 75. São Paulo: Nestlé; 2003.

CARVALHO, M.R. A internet e o aleitamento materno. In: ISSLER, H. (org.). O aleitamento materno no contexto atual: políticas, prática e bases científicas. São Paulo: Sarvier, 2008, p. 171-174 [Citado no livro].

CARVALHO, M.R. & TAMEZ, R.N. Amamentação: bases científicas para a prática profissional. Rio de Janeiro: Guanabara-Koogan, 2002.

DE ONIS, M. et al. "Comparison of the World Health Organization (WHO) Child Growth Standards and the National Center for Health Statistics/WHO international growth reference: implications for child health programmes". Public Health Nutrition 9 (7), 2006, p. 942-947.

DEWEY, K.G. "Is breastfeeding protective against child obesity?" J. Hum. Lact., v. 1, p. 19, 2003 [s.l.].

Dietary Guidelines for Americans. USDA Appendix B: food sources of selected nutrients, 2005. Disponível em: <www.health.gov/dietaryguidelines/dga2005/document/html/appendixB.htm>. Acesso em: 15/03/2013.

Diário das Leis, Portal da Legislação. Composto lacteo – <http://www.diariodasleis.com.br/busca/exibelink.php?numlink=1-77-23-2007-06-12-28>. Acesso em 09/02/2013 [Citado no livro].

DOMENE, S.M.A. & TORNEROS, J.Z. Alimentos funcionais. In: PALMA, D.; ESCRIVÃO, M.A.M.S. & OLIVEIRA, F.L.C. Nutrição clínica na infância e na adolescência. Barueri: Manole, 2009, p. 137-154 [Citado no livro].

EUCLYDES, M.P. Nutrição do lactente: base científica para uma alimentação saudável. 3. ed. Minas Gerais: [s.e.], 2005.

______. Alimentação complementar. In: Nutrição do lactente: base científica para uma alimentação saudável. 3. ed. Minas Gerais: [s.e.], 2005, p. 403-475 [Citado no livro].

FALCÃO, M.C. "Nutrição e desenvolvimento cerebral da criança". Temas de Pediatria, n. 86.

FALL, C.H.D.; BARKER, D.J.P.; OSMOND, C.; WINTER, P.D.; CLARK, P.M.S. & HALES, C.N. "Relation of infant feeding to adult serum cholesterol concentration and death from ischaemic heart disease". BMJ 304, 1992, p. 801-805 [Citado no livro].

FISBERG, M. & MAXIMINO, P. Guia descomplicado da alimentação infantil. São Paulo: [s.e], 2012.

FISBERG, M.; PALMA, D.; AZEVEDO, T.C.G. & MARTINS, L.A. Distúrbios do apetite na infância. In: NÓBREGA, F.J. Distúrbios da nutrição. Rio de Janeiro: Revinter, 1998, p. 400-402.

FISHER, J.O. & BIRCH, L.L. "Restricting access to palatable foods affects children's behavioral response, food selection, and intake". Am J Clin Nutr. 69 (6), 1999, p. 1.264-1.272.

FOMON, S. "Infant feeding in the 20th century: formula and beikost". J. Nutr., v. 131, n. 2, 2001, p. 409S-420S [Citado no livro].

FOOD AND AGRICULTURE ORGANIZATIONS OF THE UNITED STATIONS WORL HEALTH ORGANIZATIONS. Vitamin D (Chapter 8). In: Human vitamin and mineral requirements. Report of a Joint FAO/WHO Expert Consultation. Bangkok, 2001. Disponível em: <ftp://ftp.fao.org/docrep/fao/004/y2809e/y2809e00.pdf>. Acesso em 17/03/2013.

FORSYTH, J.S.; WILLATTS, P.; AGOSTONI, C.; BISSENDEN, J.; CASAER, P. & BOEHM, G. "Long chain polyunsaturated fatty acid supplementation in infant formula and blood pressure in later childhood: follow up of a randomised controlled trial". BMJ, v. 326, n. 7.396, 2003, p. 1-5 [Citado no livro].

GALISA, M.S.; ESPERANÇA, L.M.B.; SÁ, N.G.; BARIONI, A.A.R.; FREIBERG, C.K.; NUZZO, L. et al. Nutrição: conceitos e aplicações. São Paulo: M. Books, 2008.

GDALEVICH, M.; MIMOUNI, D.; DAVID, M. et al. "Breastfeeding and the onset of atopic dermatitis in childhood: a systematic review and meta-analysis of prospective studies". J Am Acad Dermatol. 45, 2001, p. :520-527 [Citado no livro].

GDALEVICH, M.; MIMOUNI, D. & MIMOUNI, M. "Breastfeeding and the risk of bronchial asthma in childhood: a systematic review with meta-analysis of prospective studies". J Pediatr. 139, 2001, p. 261-266 [Citado no livro].

GIUGLIANI, ERJ. Tópicos básicos em aleitamento materno. In: LOPEZ, F.A. & CAMPOS JR., D. (orgs.). Sociedade Brasileira de Pediatria – Tratado de pediatria. São Paulo: Manole, 2007, p. 267-278 [Citado no livro].

______ . "O aleitamento materno na prática clínica". Jornal de Pediatria, 76 Supl. 3, 2000, p. 238-252. Rio de Janeiro. Disponível em: <http://www.jped.com.br/conteudo/00-76-S238/port.pdf>. Acesso em 20/03/2013.

GOLAN, M. "Influência dos fatores ambientais domésticos no desenvolvimento e tratamento da obesidade infantil". An Nestlé, 62, 2002, p. 31-42.

GOUVÊA, L.C. Aleitamento materno. In: LOPEZ, F.A. & BRASIL, A.D. Nutrição e dietética em clínica pediátrica. São Paulo: Atheneu, 2003 [Citado no livro].

GOUVÊA, L.C.; SANTOS, A.S.; ISHIY, A.Y.; OLIVEIRA, D.P.; ROBLEDO, H.H.; NOCITO, I.C. et al. "Plantão telefônico. Dúvidas mais frequentes em amamentação. Departamento de Aleitamento Materno da Sociedade de Pediatria de São Paulo". Rev. Paul. Pediatr., Supl: 48, 2001 [Citado no livro].

HARDER, T.; BERGMANN, R.; KALLISCHNIGG, G. et al. "Duration of breastfeeding and risk of overweight: a meta-analysis". Am J Epidemiol. 162, 2005, p. 397-403 [Citado no livro].

KLIEGMAN, R.M. et al. Nelson Tratado de Pediatria. 19. ed. Rio de Janeiro: Elsevier, 2014.

KOLETZKO, B. & VON KRIES, R. "Estaria o desmame precoce associado ao risco posterior de obesidade?" Anais Nestlé 62, 2002, p. 22-30 [Citado no livro].

LAMOUNIER, J.A.; SANTIAGO, L.B. & CHAVES, R.G. "Aleitamento materno". PRO-RN. 2006; Ciclo 4 (Módulo 4).

LANA, A.P.B. O livro de estímulo à amamentação: uma visão biológica, fisiológica e psicológica comportamental da amamentação. São Paulo: Atheneu, 2001.

LANA, A.P.B. & LAMOUNIER, J.A. Saúde da família: Centro de Saúde amigo da criança [internet]. Belo Horizonte: Coopmed, 2009 [citado 2010, ago. 25]. Disponível em: <http://www.aleitamento.med.br/upload%5Carquivos%5Carquivo1_2225.pdf > Acesso em 29/03/2013 [Citado no livro].

LOPEZ, F.A. & CAMPOS JR., D. (orgs.). Filhos: da gravidez aos 2 anos de idade – Dos pediatras SBP para os pais. Barueri: Manole, 2010 [Citado no livro].

MARANHÃO, H.S. et al. Anemia ferropriva. In: LOPEZ, F.A. & CAMPOS JR., D. Tratado de Pediatria – Sociedade Brasileira de Pediatria. Barueri: Manole, 2007.

MARCONDES, E.; VAZ, F.A.C.; RAMOS, J.L.A. & OKAY, Y. Pediatria básica. Tomo I. 9. ed. São Paulo: Sarvier, 2005.

MARTIN, R.M.; GUNNELL, D. & SMITH, G.D. "Breastfeeding in infancy and blood pressure in later life: systematic review and meta-analysis". Am J Epidemiol. 161, 2005, p. 15-26 [Citado no livro].

MARTIN, R.M.; NESS, A.R., GUNNELL, D.; EMMETT, P. & SMITH, G.D. "ALSPAC STUDY TEAM. Does breast-feeding in infancy lower blood pressure in childhood? The Avon longitudinal study of parents and children". Circulation, v. 109, n. 10, 2004, p. 1.259-1.266 [Citado no livro].

MINISTÉRIO DA SAÚDE. Suplementação de ferro na infância. Disponível em:<www.saude.gov.br/alimentacao>. Acesso em 07/04/2013.

MINISTÉRIO DA SAÚDE/BRASIL/SECRETARIA DE ATENÇÃO À SAÚDE/DEPARTAMENTO DE ATENÇÃO BÁSICA. Saúde da criança: nutrição infantil – Aleitamento materno e alimentação complementar [internet]. Brasília: Ministério da Saúde; 2009 (Série A. Normas e manuais técnicos); (Cadernos de Atenção Básica, n. 23). Disponível em: <http://portal.saude.gov.br/ portal/arquivos/pdf/cab.pdf>. Acessado em 05/06/2013 [Citado no livro].

MINISTÉRIO DA SAÚDE/BRASIL/SECRETARIA DE POLÍTICA DE SAÚDE/ORGANIZAÇÃO PANAMERICANA DE SAÚDE. Guia alimentar para crianças menores de 2 anos [internet]. 2. reimp. Brasília: Ministério da Saúde, 2005 (Série A. Normas e manuais técnicos). Disponível em: <http://bvsms.saude.gov.br/bvs/publicacoes/guia_alimentar_criancas_menores_2anos.pdf>. Acesso em 01/04/2013 [Citado no livro].

______. Dez passos para uma alimentação saudável: guia alimentar para crianças menores de 2 anos [Internet]. Brasília: Ministério da Saúde; 2002a. Disponível em: <http://www.fiocruz.br/redeblh/media/10passosfinal.pdf>. Acesso em 30/03/2013 [Citado no livro].

______.Organização Panamericana da Saúde. Guia alimentar para crianças menores de 2 anos [internet]. Brasília: Ministério da Saúde; 2002b. (Série A. Normas e Manuais Técnicos, n. 107). Disponível em: <http://www.opas.org.br/sistema/arquivos/Guiaaliment.pdf>. Acesso em 07/04/2013 [Citado no livro].

______. Pesquisa Nacional sobre Saúde e Nutrição (PNSN). Resultados preliminares. Brasília: Ministério da Saúde; 1989.

MONTE, C.M. & GIUGLIANI, E.R. "Recomendações para alimentação complementar da criança em aleitamento materno". Jornal de Pediatria 80 (5º Supl.), 2004, p. 131-141. Rio de Janeiro.

MORAIS, M.B. O papel do intestino na deficiência de ferro. In: BRAGA, J.A.P.; AMÂNCIO, O.M.S. & VITALLE, M.S.S. O ferro e a saúde das populações. São Paulo: Roca, 2006.

MOTTA, M.E.F.A.; ARAÚJO, C.M.T. & SILVA, G.A.P. Bases conceituais da alimentação da criança. In: Temas de Pediatria. São Paulo: Nestlé, 2008, n. 84.

MURAHOVSCHI, J. (org.). Pediatria: diagnóstico + tratamento. 7. ed. São Paulo: Sarvier, 2013.

NÓBREGA, F.J. Distúrbios da nutrição na infância e na adolescência. 2.ed. Rio de Janeiro: Revinter, 2007.

NÓBREGA, F.J.; NASCIMENTO, C.L.; MÄDER, C.V.N.; Falcone, VM. Vínculo mãe-filho. Rio de Janeiro: Revinter, 2004.

NOVAES, J.F.; ROCHA, D.S. & PEREIRA, N.M. Hábito alimentar e obesidade. In: LAMOUNIER, J.Á. & WEFFORT, V.R.S. Nutrição em pediatria: da neonatologia à adolescência. São Paulo: Manole, 2009, p. 345-352 [Citado no livro].

NOVAES, J.F.; PRIORE, S.E.; FRANCESCHINI, S.C.C. & LAMOUNIER, JA. Aleitamento materno e prevenção de obesidade e hipertensão arterial. In: LAMOUNIER, J.Á. & WEFFORT, V.R.S. Nutrição em pediatria: da neonatologia à adolescência. São Paulo: Manole, 2009, p. 567-577 [Citado no livro].

NOVAES, J.F.; LAMOUNIER, J.Á.; FRANCESCHINI, S.C.C. & PRIORE, S.E. "Efeitos a curto e longo prazo do aleitamento materno na saúde infantil". Nutrire: rev. Soc. Bras. Alim. Nutr.= J. Brazilian Soc. Food Nutr., v. 34, n. 2, p. 139-160, ago. 2009. São Paulo.

OLIVEIRA, A.C.L. de et al. Alimentação infantil: cartilha de orientação aos pais. 2. ed. Curitiba: Secretaria Municipal da Saúde, 2011, 94 p. (il.). [Org. e elaboração Andréa Bonilha Bordin e Cristiane Aparecida Azevedo de Assis Machado].

OLIVEIRA, M.A.A. & OSÓRIO, M.M. "Consumo de leite de vaca e anemia ferropriva na infância". J Pedriat 81 (5), 2005, p. 361-367.

ONG Amigas do Peito [internet]. Rio de Janeiro. Disponível em: <http://www.amigasdopeito.org.br/?page_id=146> Acesso em 25/01/2013.

ORGANIZAÇÃO MUNDIAL DE SAÚDE/FUNDO DAS NAÇÕES UNIDAS PARA A INFÂNCIA. Reunião conjunta OMS/Unicef sobre alimentação de lactentes e crianças na primeira infância. Declaração: recomendações: relações de participantes da reunião conjunta. Brasília: Unicef; 1980.

OWEN, C.G.; MARTIN, R.M.; WHINCUP, P.H. et al. "Does breastfeeding and risk of type 2 diabetes in later life? A quantitative analysis of published evidence". Am J Clin Nutr. 84, 2006, p. 1.043-1.054 [Citado no livro].

OLIVEIRA, F.L.C. Programa de Educação Médica em Nutrição Infantil – 8º webMeeting – Realizado em 6/11/2012 – Alimentação no primeiro ano de vida – Dra. Fernanda Luisa Ceragioli Oliveira – www.programanutricaoinfantil.com.br/portalpalestras. Acesso em 07/02/2013 [Citado no livro].

PAIVA, M.R.S.A.Q. A importância da alimentação saudável na infância e na adolescência. Última revisão: 26/04/2010. Disponível em: <http://www.medicinanet.com.br/conteudos/revisoes/3149/a_importancia_da_alimentacao_saudavel_na_infancia_e_na_adolescencia.htm>.Acesso em 07/04/2013.

PALMA, D.; OLIVEIRA, F.L.C. & ESCRIVÃO, M.A.M.S. Guia de nutrição clínica na infância e na adolescência. Barueri: Manole, 2009.

PARIZZI, M.R. & TASSARA, V. Obesidade na infância. In: FONSECA, J.G.M. & SOUZA E SILVA, M.K. (orgs.). Obesidade e outros distúrbios alimentares. São Paulo: Medsi, 2001, p. 279-289.

PEIXOTO, A.M.; KOCHI, C.; FIGUEIREDO FILHO, P.P. & WEFFORT, V.R.S. Carências de micronutrientes. In: Tratado de Pediatria – Sociedade Brasileira de Pediatria. Barueri: Manole, 2007.

PHILIPPI, S.T. & ALVARENGA, M. Transtornos alimentares – Uma visão nutricional. Barueri: Manole, 2004.

PIRES, M.M.S.; OBELAR, M.S.; WAYHS, M.L.C. & BRASIL, A.L.D. Alimentação do pré-escolar. In: Manual de orientação para a alimentação do lactente, do pré-escolar, do escolar, do adolescente e na escola. Sociedade Brasileira de Pediatria. Departamento de Nutrologia. 3. ed. Rio de Janeiro: SBP, 2012, p. 41-49 [Citado no livro].

RAMOS, M. & STEIN, L.M. "Desenvolvimento do comportamento alimentar infantil". J Pediatr.76, Supl. 3, 2000, p. 229-237. Rio de Janeiro.

REA, M.F. "A amamentação e o uso do leite humano: o que recomenda a Academia Americana de Pediatria [editorial]". J Pediatria 74 (3), 1998, p. 171-173.

Recomendações OMS, Disponível em: <http://www.leitematerno.org/oms.htm>. Acesso em 28/03/2013.

REGO, J.D. Aleitamento materno: um guia para pais e familiares. 2. ed. São Paulo: Atheneu, 2008 [Citado no livro].

______ . O papel do pai na amamentação. In: ISSLER, H. (org.). O aleitamento materno no contexto atual: políticas, prática e bases cientificas. São Paulo: Sarvier, 2008, p. 17-23 [Citado no livro].

SACCARDO SARNI, R.O. & WEFFORT, V.R.S. Alimentação no primeiro ano de vida. Programa Nacional de Educação Continuada em Pediatria (Pronap), IX(1), 2006.

SANTIAGO, L.B. Aleitamento materno: importância e dificuldades. In: WEFFORT, V.R.S. & LAMOUNIER, J.Á. Nutrição em Pediatria: Nutrição da neonatologia à adolescência. Barueri: Manole, 2009, p. 3-14 [Citado no livro].

SATO, P. O que é gordura trans? Publicado em maio, 2009. Disponível em: <http://revistaescola.abril.com.br/>. Acesso em 25/03/2013 [Citado no livro].

SILVA, D.R.B.; JÚNIOR, P.F.M. & SOARES, E.A. "A importância dos ácidos graxos poli-insaturados de cadeia longa na saúde e nutrição". Rev. Bras. Saúde Mater. Infant., vol. 7, n. 2. Rio de

Janeiro [Recife Apr./June 2007]. Disponível em: <www.scielo.br/scielo.php?pid=S1519-38292007000200002&script> Acessado em 11/02/2014.

SILVA, S.M.C.S & MURA, J.D.P. Tratado de alimentação, nutrição e dietoterapia. 2. ed. São Paulo: Roca, 2011.

SOCIEDADE BRASILEIRA DE PEDIATRIA. Tratado de pediatria. Organizadores: CAMPOS JR.; DENNIS, D.; BURNS, A.R. & ANCONA LOPEZ, F. 3. ed. Barueri: Manole, 2014.

______ . Obesidade na infância e adolescência: manual de orientação. São Paulo: SBP, 2012.

SOCIEDADE BRASILEIRA DE PEDIATRIA/DEPARTAMENTO DE NUTROLOGIA. Manual de orientação para a alimentação do lactente, do pré-escolar, do escolar, do adolescente e na escola. 3. ed. Rio de Janeiro: SPB, 2012, 148 p. [Citado no livro].

______ . Manual de orientação: alimentação do lactente, alimentação do pré-escolar, alimentação do escolar, alimentação do adolescente, alimentação na escola. 2. ed. rev. ampl. Rio de Janeiro: Sociedade Brasileira de Pediatria; 2008a [Citado no livro].

______ . Anemia carencial ferropriva. Documento cientifico, 2007.

SPADA, P.V. Significados psicológicos da obesidade. In: NÓBREGA, F.J. Distúrbios da nutrição na infância e na adolescência. Rio de Janeiro: Revinter, 2007.

STETTLER, N. "Comment: the global epidemic of childhood obesity: is there a role for the paediatrician?" Obes Rev.5 (Suppl. 1), 2004, p. 1-3

SUITOR, C.W; OLSON, C. & WILSON, J. "Nutrition care during pregnancy and lactation: new guidelines from the Institute of Medicine". J Am Diet Assoc. 93 (4), 1993, p. 478-479 [Citado no livro].

SARNI, R.O.S. & SOUZA, F.I.S. Temas de Pediatria – Novos conceitos em alimentação e nutrição: impacto na promoção da saúde e na prevenção de doenças. N. 85. Nestlé Nutrition Institute, 2008 [Citado no livro].

______. "Prevenção da obesidade: o papel da alimentação saudável e da oferta proteica adequada no primeiro ano de vida". Temas de pediatria, n. 89 [s.n.t.].

TACO/NEPA-UNICAMP. Tabela brasileira de composição de alimentos. 4. ed. rev. e ampl. Campinas: Nepa-Unicamp, 2011, 161 p.

UNIVERSIDADE FEDERAL DE SÃO PAULO/DEPARTAMENTO DE PEDIATRIA/DISCIPLINA DE NUTROLOGIA. Análise da adequação nutricional e socioeconômica de alimentos veiculados em propagandas durante o horário infantil nas duas emissoras de maior audiência na TV brasileira, 2006. Disponível em: www.unifesp.br/dped/disciplinas/nutricao/projet.html. Acesso em 09/07/2013.

VITOLO, M.R. Práticas alimentares na infância. In: VITOLO, M.R. Nutrição: da gestação ao envelhecimento. Rio de Janeiro: Rubio, 2008, p. 215-242 [Citado no livro].

______ .Nutrição: da gestação à adolescência. Rio de Janeiro: Reichmann & Affonso Editores, 2003 [VITOLO, M.R. Nutrição: da gestação ao envelhecimento. Rio de Janeiro: Rubio, 2008 – Citado no livro].

VV.AA. O aleitamento materno no contexto atual: políticas, prática e bases científicas. São Paulo: Sarvier, 2008 [Vários colaboradores].

WEFFORT, V.R.S. Fórmulas infantis. In: WEFFORT, V.R.S. & LAMOUNIER, J.Á. Nutrição em pediatria: da neonatologia à adolescência. São Paulo: Manole, 2009, p. 27-54 [Citado no livro].

WEFFORT, V.R.S.; SARNI, R.O.S.; OLIVEIRA, F.L.C. & ROCHA, H.F. Alimentos complementares. In: Manual de orientação para a alimentação do lactente, do pré-escolar, do escolar, do adolescente e na escola. Sociedade Brasileira de Pediatria/

Departamento de Nutrologia. 3. ed. Rio de Janeiro: SBP, 2012, p. 24-28 [Citado no livro].

______ . Alimentação a partir dos 6 meses de vida da criança que não se encontra em regime de aleitamento materno. In: Manual de orientação para a alimentação do lactente, do pré-escolar, do escolar, do adolescente e na escola. Sociedade Brasileira de Pediatria/Departamento de Nutrologia. 3. ed. Rio de Janeiro: SBP, 2012, p. 32-34 [Citado no livro].

______ . Alimentação a partir dos 6 meses de vida da criança em aleitamento materno. In: Manual de orientação para a alimentação do lactente, do pré-escolar, do escolar, do adolescente e na escola. Sociedade Brasileira de Pediatria/Departamento de Nutrologia. 3. ed. Rio de Janeiro: SBP, 2012, p. 28-32 [Citado no livro].

WEIGERT, E.M.L.; GIUGLIAN, E.R.J.; FRANCA, M.C.T.; OLIVEIRA, L.D.; BONILHA, A.; ESPÍRITO SANTO, L.C. Influência da técnica de amamentação nas frequências de aleitamento materno exclusivo e lesões mamilares o primeiro mês de lactação. J Pediatr, Rio de Janeiro [internet]. 2005;81(4):310-6. Disponível em: <http://www.scielo.br/pdf/jped/v81n4/v81n4a09.pdf> Acesso em 25/07/2013.

WHO WORKING GROUP ON INFANT GROWTH. "An evaluation of infant growth: the use and interpretation of anthropometry in infants". Bull World Health Organ. 73 (2), 1995, p. 165-174 [Citado no livro].

WORLD HEALTH ORGANIZATION. Indicators for assessing infant and young child feeding practices. Conclusions of consensus meeting, 2007 nov 6-8. Washington/Geneva: World Health Organization, 2007 [Citado no livro].

______ ."Complementary feeding of young children in developing countries: a review of current scientific knowledge" [internet]. Genebra: WHO, 1998. Disponível em: <http://whqlibdoc.who.int/hq/1998/WHO_NUT_98.1.pdf>. Acesso em 29/08/2013.

______ . Obesity – Preventing and managing the global epidemic: report of a WHO Consultation on Obesity. Geneva: World Health Organization; 1998.